M. Kucera

Gruppengymnastik

Gruppengymnastik

Anleitung zu Spielen unter besonderer Berücksichtigung psychologisch-psychiatrischer Gesichtspunkte

Maria Kucera

Mit einer Einleitung von
Dr. med. Edward Senn
Ärztlicher Leiter der Schule für Physiotherapie, Zürich

2., bearbeitete und erweiterte Auflage

Mit 269 Übungsabbildungen

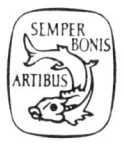 Gustav Fischer Verlag · Stuttgart · New York · 1979

Anschrift der Verfasserin:
Maria Kucera, Säumerstr. 16, CH-8800 THALWIL

CIP-Kurztitelaufnahme der Deutschen Bibliothek

Kucera, Maria:
Gruppengymnastik : Anleitung zu Spielen unter
bes. Berücks. psycholog.-psychiatr. Gesichts-
punkte / Maria Kucera. Mit e. Einl. von Edward
Senn. - 2., völlig neu bearb. u. erw. Aufl. -
Stuttgart, New York : Fischer, 1979.
 ISBN 3-437-00283-X

© Gustav Fischer Verlag · Stuttgart · New York · 1979
Wollgrasweg 49, D-7000 Stuttgart 70
Alle Rechte vorbehalten
Satz und Druck: Schwetzinger Verlagsdruckerei GmbH
Einband: Clemens Maier KG, Echterdingen
Printed in Germany

Inhalt

Einleitung	VI
Gruppe ohne Geräte	1
Gruppe mit Kriechkappen	6
Gruppe auf der Langbank	8
Gruppe mit Stäben	9
Gruppe mit Seilen (Gummiseil, Schlauch, Leintuch)	11
Gruppe mit Gymnastikbällen	12
Gruppe mit Tüchern	21
Spiele mit Tüchern und Gymnastikbällen	26
Wettspiele (Stafetten) mit dem Ball	31
Spiele mit Handtüchern und Leintüchern	39
Spiele mit Reifen	53
Spiele mit Hüpfbällen	58
Spiele in begrenztem Feld	72
Fangspiele	76
Spiele mit verbundenen Augen	78
Übungen für Konzentration, Beobachtungen und Selbstkontrolle	80
Rhythmisches Spielen	84

Einleitung

Die Berücksichtigung des sozialen Milieus als zusätzliche Therapieform ist in verschiedenen Bereichen der Medizin, vorab natürlich in der Psychiatrie, erkannt worden. Leider liegen bis heute nur sog. Einzelfallstudien vor, um die Wirksamkeit dieser Zusatztherapie statistisch belegen zu können.
In einer krankengymnastischen Gruppe wird ein derartiges, therapeutisch sehr wirksames soziales Milieu geschaffen, da die Gruppengymnastik zwei Elemente vereinigt, die beide – auch unabhängig voneinander – wesentlich und zu einem guten Teil unausweichlich das Verhalten des Menschen beeinflussen: Einerseits das bloße Zusammensein in einer Gruppe und andererseits das Sich-Bewegen (Motorik).
Auch wenn die Einzelglieder nicht aus eigenem Antrieb, sondern mehr oder weniger gezwungenermaßen zusammenkommen, kristallisiert sich nicht nur ein Verhalten der Gesamtgruppe (z. B. die Gruppenatmosphäre) heraus, sondern es tritt bei jedem Mitglied eine Veränderung im persönlichen Verhalten auf. Zwischen dem Verhalten des einzelnen und dem der Gruppe besteht eine gegenseitige Beeinflussung.
Jedes menschliche Verhalten setzt sich ganz allgemein – mit ganz unterschiedlicher Betonung – aus psychologischen Komponenten (Denkmuster, Einstellung, Stimmungen, Affekte, Gestik, Mimik, Haltungs- und Bewegungsmuster) und selbstverständlich aus vegetativ-psychologischen Komponenten (Puls, Blutdruck, Magen-Darm-Motorik) zusammen. Diese einzelnen Komponenten sind nicht unabhängig voneinander. Die Schwierigkeit, bei großer Spannung oder Freude motorisch ruhig zu bleiben, kennen wir aus dem Alltag. Umgekehrt beeinflußt aber auch die Motorik, selbst wenn sie mehr oder weniger erzwungen wird, die anderen Faktoren des Verhaltens. Jeder hat die beruhigende Wirkung eines Spazierganges an sich selbst erfahren. Seit den grundlegenden Arbeiten des Physiologen W. R. Hess wissen wir um die zentralnervösen Verknüpfungen dieser erwähnten Komponenten im Hirnstamm und um das gehäufte Vorkommen ganz bestimmter Verhaltungsmuster.
Jeder Mensch, der zu einer Gruppe stößt, sieht sich und sein Verhaltungsmuster konfrontiert mit denen der anderen Teilnehmer. Diese Konfrontation ruft einen Zustand hervor, bei welchem man sich selbst – verschieden stark allerdings – in Frage stellt; d. h. die Identität selbst wird in Frage gestellt. Diese Verunsicherung im Kontakt mit der Gruppe kann als Öffnung für neue Verhaltensweisen benützt werden; das Unsicherheitsgefühl fördert andererseits aber auch die Solidarisierung mit der Gruppe, was sich in einer allgemeinen, oft gar unkritischen Begeisterung für oder in einer Ablehnung gegen etwas äußern kann. Eine starke Abwehrreaktion gegen die Konfrontation, was ebenfalls möglich ist, kann unter Umständen durch eine aktive Isolierung des Individuums beantwortet werden. Die

beschriebenen möglichen Reaktionsweisen liegen oft nahe beieinander und es braucht nur wenig, daß der Einzelne seine Reaktionsweise wechselt.

Ein weiterer Vorteil der Gruppengymnastik liegt in der Schaffung neuer non-verbaler (nicht-sprachlich) Kommunikationsmöglichkeiten. Das In-Empfang-Nehmen oder Weitergeben eines Balles kann lässig, abweisend, aggressiv, oder aber höflich, hilfreich oder gar mit Zuneigung erfolgen, so daß dem andern etwas mitgeteilt werden kann, ohne zu sprechen. Auch der während eines Spieles nötige Händedruck kann zum Ausgangspunkt eines neuen Kontaktes mit den Menschen werden. Ein reiches Angebot an verschiedenen Übungstypen kann den spielerischen und bewegungsmäßigen Hintergrund darstellen, vor welchem eine solche Kommunikation möglich wird. Verglichen mit anderen Arten von Gruppentherapien, die alle das Gespräch als Kommunikationsmittel benutzen und die mehr analytisch ausgerichtet sind, bildet die Gruppengymnastik ein natürliches und erwünschtes Gegengewicht.

Während einer Gruppengymnastikstunde hält nicht nur der Raum die Mitglieder zusammen, sondern es existieren eine Reihe von anderen **bindenden Elementen**, die oft nicht einmal als solche empfunden und daher leicht toleriert werden: Die Uniformität der gleichzeitig ausgeführten Bewegungen, ein durch Musik, Gesang oder Geräusche vermittelter Rhythmus, Geräte wie Stangen, Seile oder Tücher, die rein schon mechanisch die Teilnehmer verbinden oder aber Geräte wie Bälle, die von einem zum andern weitergegeben werden. Ein Aufgehobensein in einer derart gebildeten Gruppe von Mitmenschen ist ein fundamentales Bedürfnis aller.

Die oben beschriebene, durch den Kontakt mit einer Gruppe ausgelöste Unsicherheit kann so lange fruchtbar bleiben, als diese Verunsicherung in einer Atmosphäre der Geborgenheit des Aufgehobenseins in einer Gruppe eingebettet ist. Die Kunst des Gruppenleiters, hier des Physiotherapeuten, liegt in der qualitativen, quantitativen und zeitlich richtig dosierten Kombination von Verunsicherung und Geborgenheit.*

Der einfachste Typ krankengymnastischer Übungen, bei welchen jeder Gruppenteilnehmer sein eigenes Gerät besitzt und alle die gleiche Übung miteinander machen, bietet dem Einzelnen immer noch die Möglichkeit, mehr oder weniger mitzumachen, d. h. das Gruppengeschehen mehr zu tragen oder sich tragen zu lassen, oder gar nicht mitzumachen, ohne dabei die Gruppe direkt zu zerstören.

Wenn sich alle an ein und demselben Tuch oder Seil halten, wird der Druck größer, wenigstens äußerlich mitzumachen; es bleibt allerdings noch die Freiheit, sich in seinen Bewegungen mehr passiv führen zu las-

---

* Gehrig, L. (1974): „Problemsituationen des psychiatrischen Pflegepersonals im Umgang mit den Patienten". Ein Beitrag zur psychologisch-therapeutischen Ausbildung des psychiatrischen Pflegepersonals. Lic.-Arbeit UNI Zürich (1974).

sen. Ein gänzlich passives Verhalten kann dabei aber bei gewissen Spielen deren Zweck durchkreuzen.

Muß ein Ball in einer bestimmten Art übernommen und weitergegeben werden, liegt ein sanfter Zwang vor, sich zeitgerecht richtig zu verhalten. Diese Situation kann zu einer Prüfungssituation werden, die sowohl die Möglichkeit des Bestehens oder des Nicht-Bestehens in sich vereinigt.

Während Partnerübungen ist manchmal ein besonders intensiver Hautkontakt unausweichlich; diese Form des Kontaktes wird nicht immer von allen toleriert.

Die Aufgabe des gruppenleitenden Physiotherapeuten ist, sich zum Führer unter gleichen zu machen. So unscheinbar das Verhalten dabei wirken sollte, so erfordert die richtige Erfüllung dieser Aufgabe vom Therapeuten einige Voraussetzungen an seine Persönlichkeit.

– Die eigenen Reaktionsweisen innerhalb von Gruppen und die prinzipiellen Möglichkeiten des Verhaltens sollten dem Therapeuten bekannt sein.
– Die Kenntnis der therapeutischen Möglichkeiten und vor allem deren Grenzen schützen den Physiotherapeuten vor Enttäuschungen oder übertriebenen Erwartungen.
– Ein Improvisationstalent ist unerläßlich, um bei Fehlentwicklungen im Verhalten einzelner oder der Gruppe zeitgerecht und richtig reagieren zu können. Sture Übungsprogramme sind fehl am Platz; der Therapeut sollte aus einem reichen Repertoir von Übungstypen und Übungsbeispielen schöpfen können.
– Um das Gruppengeschehen richtig beurteilen zu können, ist eine gute soziale Wahrnehmungsfähigkeit und Rollenflexibilität unerläßlich.

Rezeptmäßige Ratschläge für die praktische Durchführung solcher Gruppengymnastiken wachsen für jeden einzelnen Therapeuten und für jede Art der Teilnehmer aus dem bisher grundsätzlich Gesagten heraus.

So oft sich psychisch Kranke motorisch abnorm verhalten, so oft sind körperlich Kranke psychisch verändert, so daß die hier beschriebene krankengymnastische Gruppentherapie und die damit verbundenen Probleme und Möglichkeiten sich keineswegs nur auf die psychisch Kranken im engeren Sinne beschränken, sondern ihre Gültigkeit für alle Arten der Gruppentherapie behalten. Aus dem bisher Dargestellten wird klar, daß es im Bezug auf die psychologisch-psychiatrischen Vorgänge keine spezifischen gruppengymnastischen Programme gibt.

Diese Form der Physiotherapie – richtig erlernt und angewendet – stellt eine eigentliche Bereicherung des Berufes dar. Wer sich darin bemüht, wird persönlich am meisten gewinnen.

Edward Senn

Gruppe ohne Geräte

Reihen oder Kreise –
beliebige Personenzahl

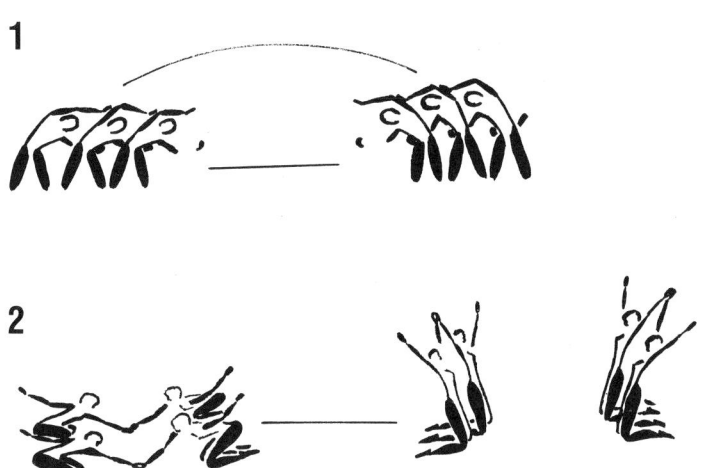

Beim Händefassen (1× beide rechten, 1× beide linken Hände) tief herunter in die Hüftflexion senken, wobei der Rücken gestreckt bleibt. Dann Hände loslassen und hoch kommen. Abwechselnd werden die Hände dem Partner direkt gegenüber und dem Partner diagonal gegenüber gereicht

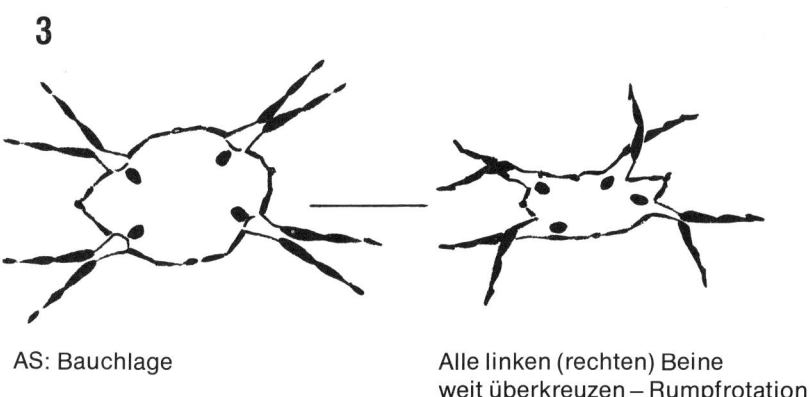

AS: Bauchlage

Alle linken (rechten) Beine
weit überkreuzen – Rumpfrotation

Kreis oder Reihe (große Gruppe) gerade Zahl der Teilnehmer

4

AS

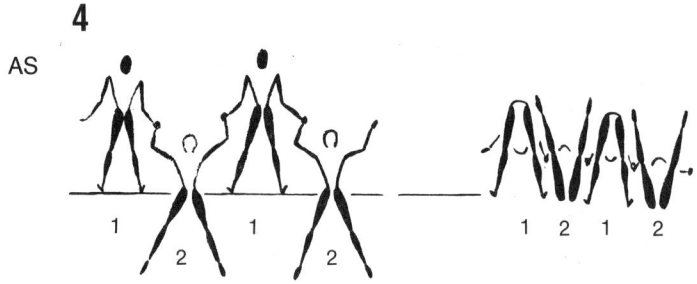

Alle „2" (Sitz) legen sich hin – Beine hoch. Alle „1" halten.
Wechsel: alle „2" stehen auf, indem sich alle „1" hinlegen.
Die Übung mit Schwung ausführen, damit eine schaukelartige Bewegung entsteht

5

AS   Rückenlage – versetzt

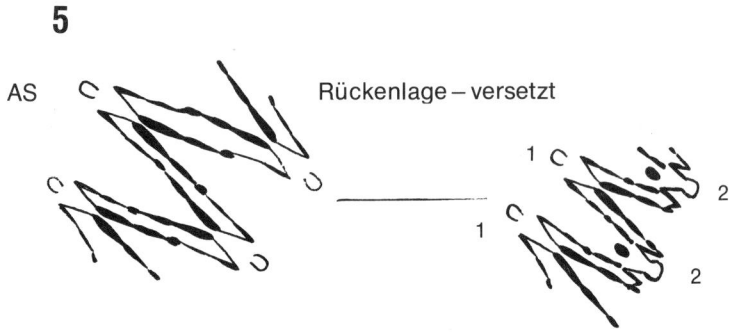

Alle halten die Füße der Partner gegenüber.
Wechselweise kommen alle „1" und alle „2" hoch in den Sitz, entweder mit
Schwung (Schaukel), oder langsam (kräftigend)

6

AS

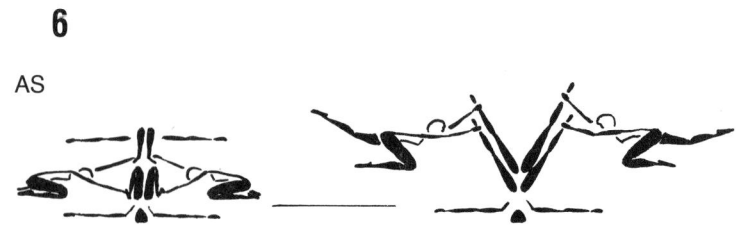

Die Knienden halten sich bei der Gleichgewichtsübung an den gespreizten Beinen
der Liegenden fest

Vierergruppen

7

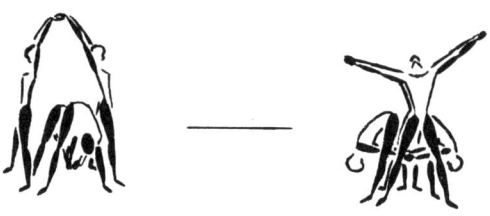

8

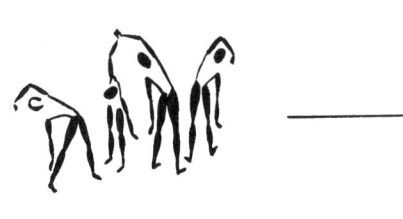 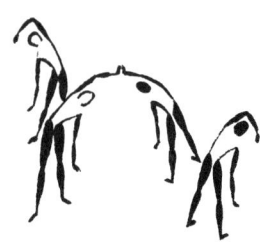

9

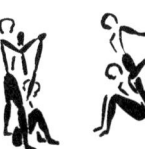 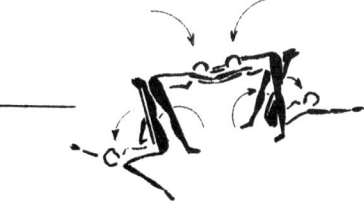

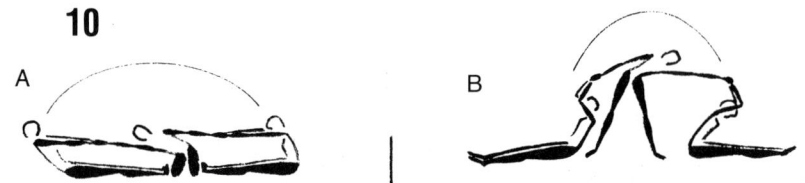

Ad A und B

Dreier-Gruppen, ev. in einer Reihe, wobei sich die nächste Dreier-Gruppe der ersten so anschließt, daß die Sitzenden (bei „A") Rücken gegen Rücken sitzen, und Füße gegen Füße (bei „B")

Dreier-Gruppe, oder beliebige Personenzahl im Kreis – Beine übereinander

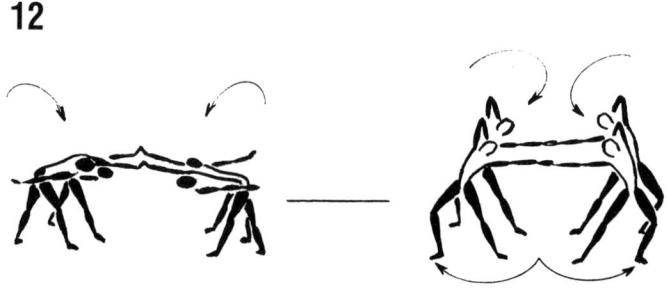

Diese Übungsvorschläge können als Mobilisations-, Kräftigungs-, oder Dehnungsübungen ausgeführt werden

13

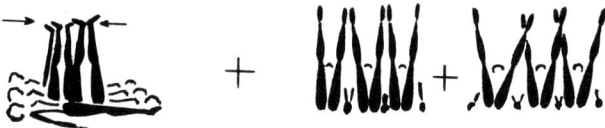

Kräftigung der Hüftextensoren gegen Widerstand der Partner gegenüber.
Kräftigung der Ab- und Adduktoren gegen Widerstand der Partner nebenan

14

15

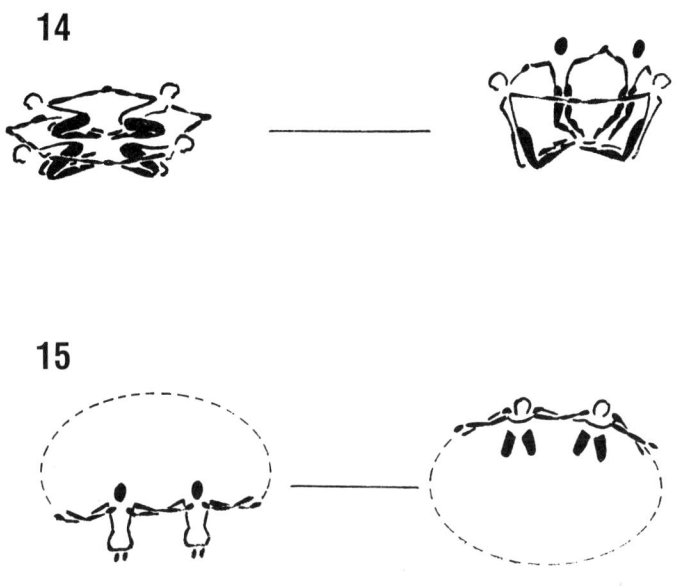

AS: Jeder drückt leicht auf die Schulterblätter des Partners nebenan.
Gegen diesen Widerstand kräftigen alle ihre Rückenmuskulatur beim tief und hochkommen

Gruppe mit Kriechkappen
Kreis oder Reihe

16

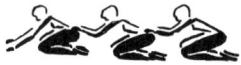

Der erste gibt Kommando: Schritt vor: (rechts, links)
oder: rück- und seitwärts –
oder: Stop – aufrichten – Arme hoch – langsam senken in die AS, usw.

17

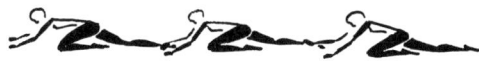

Schritte vor – und rückwärts
(mit Zug des Hinteren)
Variante: beide Füße des Vordermannes fassen

18

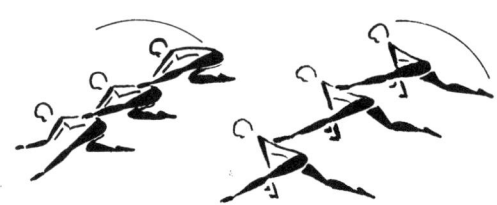

Vor- und Rückverlagerung des Gewichtes
Beinwechsel

19

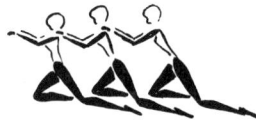

Kniestand – Hände auf den Schultern des Vorderen
Schritte vor- und rückwärts mit Circumduction der linken, bzw. der rechten Beine

20

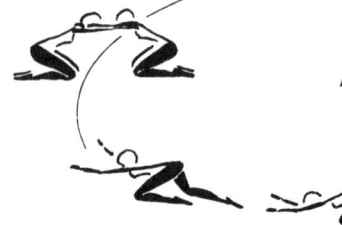

Alle schlängeln durch das Tor der ersten zwei

Variante: 1–4 numerieren –
Alle 1 + 2 bilden ein Tor
alle 3 + 4 schlängeln durch,
Wechsel

Kreis – gerade Teilnehmerzahl
gleich großer Abstand voneinander

21

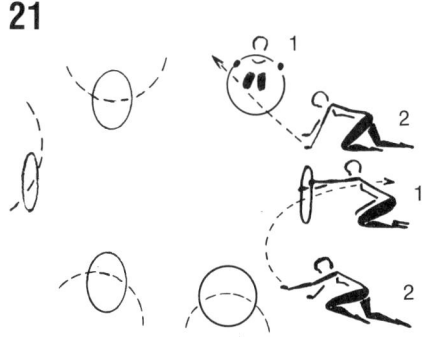

Alle „1" stellen einen Reifen auf.
Alle „2" kriechen durch, übernehmen von den „1" die Reifen und stellen sie wieder in die Kriechbahn auf, alle „1" kriechen durch usw.

22

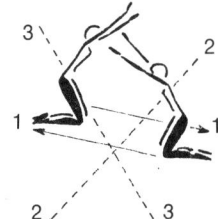

„Hasensprung"

AS: Vierfüßlerstand, Gesicht gegen Mitte.
Jeder sucht einen Partner gegenüber.
Der Reihenfolge nach wechseln die Paare ihre Plätze mit 2 „Hasensprüngen", drehen sich nachher und warten im Vierfüßler ab

23

„Schritt und Schlag" – Paare in der Kreisrichtung

Mit „Schlag" berühren sich die Partner mit der rechten Hand, kriechen dann weiter aneinander vorbei bis zum nächsten. Beim neuen „Schlag" berühren sie sich nun mit der linken Hand

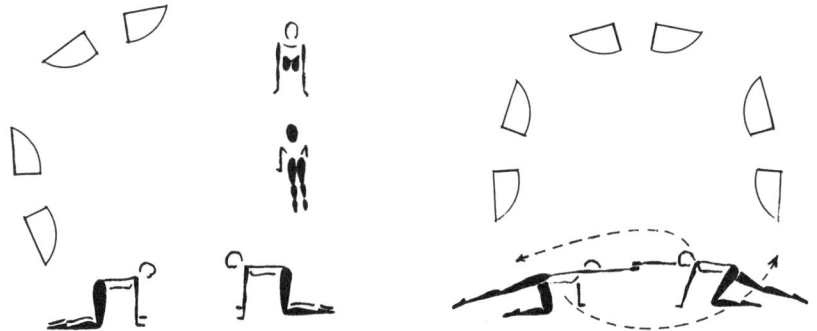

Gruppe auf der Langbank

24

AS

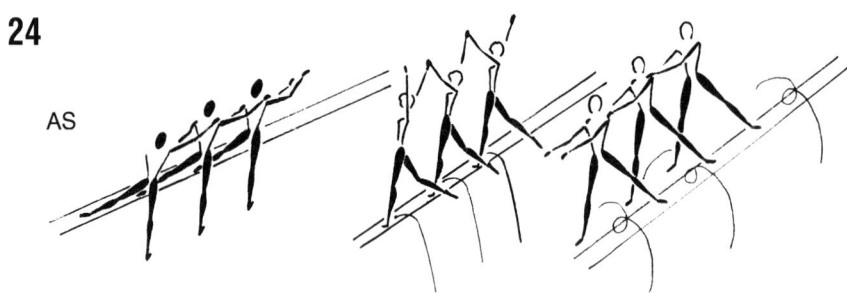

Aus der AS hoch AUF DIE Bank steigen, oben eine halbe Drehung und auf der anderen Seite heruntersteigen – – genauso zurück
Variationen: a) ohne Drehung, oben Beinwechsel und heruntersteigen
b) Gesichter zur Bank, ein Bein auf der Bank aufgestellt, Hände auf den Schultern der Partner – hochsteigen – mit dem anderen Bein auf der anderen Seite herunter – – genauso zurück (rückwärts)

25

AS versetzt neben der Bank

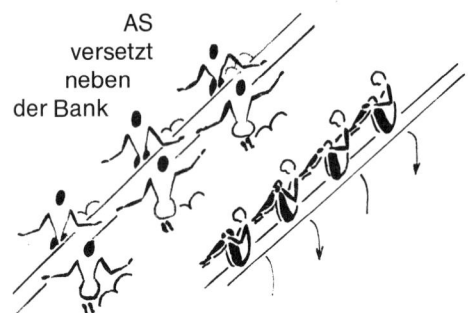

2 „Spatzensprünge" vor- (bzw. rückwärts) – sich auf die Bank setzen, sich auf dem Gesäß drehen (Füße abgehoben) auf der anderen Seite wieder in die Hocke heruntersteigen

26

AS

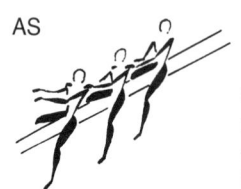

Gebundene Reihe – Reitsitz hintereinander Schaukeln: vor-, rück- oder seitwärts, Rumpfkreisen
(Bei der Seitenneigung ev. ein Bein abheben
bei der Rückneigung ev. beide Beine abheben)

Gruppe mit Stäben

27

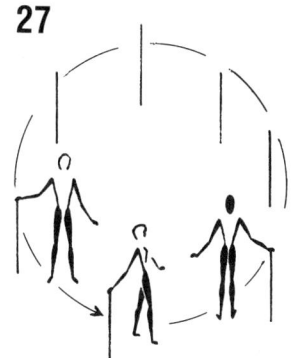

AS

Kreis oder Reihe – hintereinander. Auf Kommando den eigenen, senkrecht aufgestellten Stab verlassen, vorwärts laufen und den Stab vom Vordermann fangen.
Variationen: a) nach jedem Fangen des Stabes die Laufrichtung wechseln
b) alle „1" Stab außen
alle „2" Stab innen
einmal mit der rechten, einmal mit der linken Hand fangen

2 Reihen gegenüber
(folgende Übungsvorschläge kann man als Stafettenspiel gestalten, wobei die Stäbe die Ziellinie erreichen sollen)

28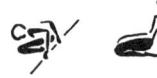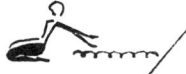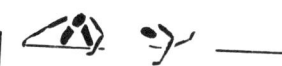

mit Armretroversion und Rumpfextension rollen

mit horizontaler Adduktion, bzw. Abduktion den Stab stoßen

29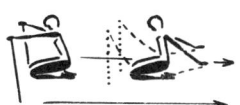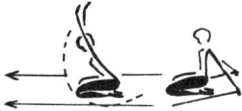

beide Stäbe mit großem Retroversions- oder Elevationsschwung nach hinten oder nach vorne stoßen

30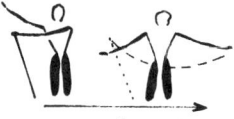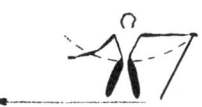

ähnliches Spiel mit einem Abd- oder Adduktionsschwung

31

Gruppe 4 Personen

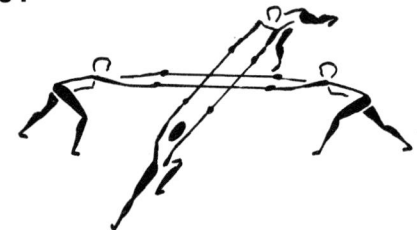
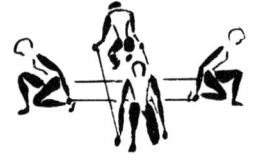
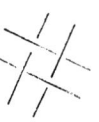

Stäbe (aufeinander gelegt) langsam auf den Boden legen, sich drehen, diese hinter dem Rücken wieder hoch bringen und aufstehen. Danach wieder hinunter, sich drehen usw.
Die oberen Stäbe leicht auf die unteren drücken, nach der Drehung umgekehrt.

Varianten: Stäbe „geflochten" hoch und hinunter bringen
Auf den Stäben einen Medizinball oder einen Hüpfball transportieren
Im Viereck der Stäbe drückt ein weiterer Spieler die Stäbe leicht nach unten oder nach oben

32   Kreis   Große Gruppe – gerade Zahl

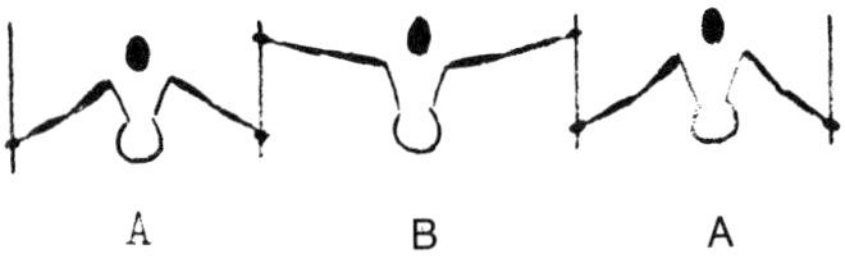

AS:
Grätsch- oder Schneidersitz
Stäbe zwischen den Spielern aufgestützt

„A" Gewicht nach hinten verlagern – Arme außenrotiert – Stab kippen
„B" Gewicht nach vorne – beugen – Arme innenrotiert – Stab kippen
Beim Wechsel Stäbe abheben – Armkreisen – und mit dem anderen Ende gemeinsam wieder die Stäbe aufstellen

33

AS:

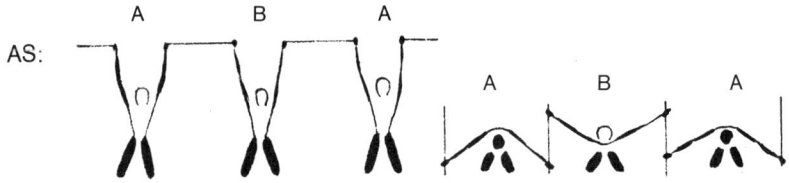

Aus der AS in die Beugung wechseln – Stäbe dabei gekippt aufstellen.
„A" Hüft- und WS Flexion
„B" Hüftflexion und WS Extension + Pectoralis Dehnung
Beim Wechsel wieder hochkommen – Extension und dann wieder in die Beugung
(versetzt)

Gruppe mit Seilen (Gummiseil, Schlauch, Leintuch)

34

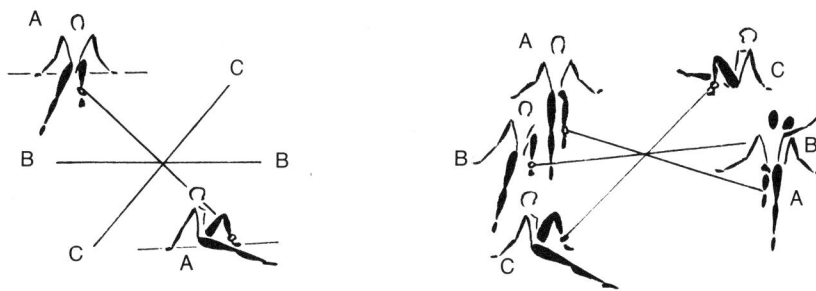

Gruppe 4 oder mehr Personen – gerade Zahl

AS: Sitz in der Kreisrichtung (gleicher Abstand) – innere Beine mit dem Partner gegenüber zusammengebunden (mit Gummiseil, Schlauch, Leintuch).
Beide „A" springen über die Seile B und C, bzw. D, E usw. und setzen sich danach auf den Platz des eigenen Partners A.
Beide „B" dito, beide „C" dito, usw.
Nachdem alle Paare gesprungen sind, wird der große Knoten wieder aufgemacht, indem in umgekehrter Reihenfolge zurück gesprungen wird

35

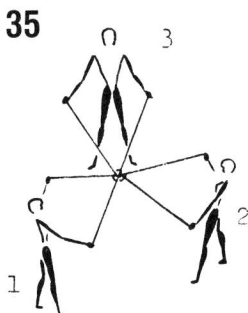

Gruppe 3 oder mehr Personen

Das eigene Seil (oder Gummiseil, Leintuch) wird in der Mitte mit anderen Seilen durchschlungen und gespannt. Beim seitlichen Galoppieren läuft „1" in der Kreisrichtung unter der Schlinge „2" und reiht sich wieder ein, „3" unter Schlinge „2", „2" unter „1" usw.
Das Untendurchlaufen und sich Einreihen soll das seitliche Laufen nicht unterbrechen

36

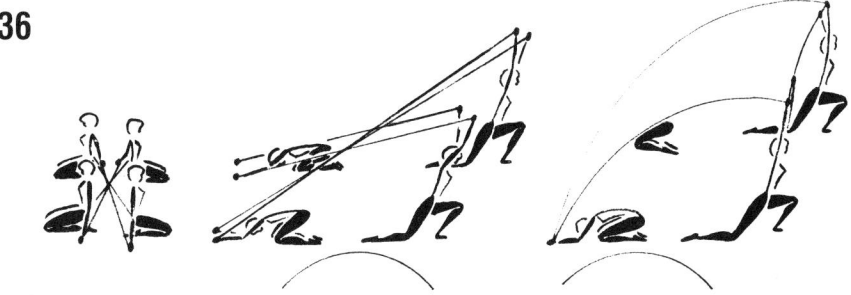

Reihe
Gruppe 4 oder mehr – gerade Zahl.
Die Verbindung der Gruppe bilden Gummi- oder Springseile oder ein Leintuch bei einer Vierer-Gruppe. Eine Reihe beugt sich, indem die andere sich streckt

Gruppe mit Gymnastikbällen

Jeder Spieler hat einen Ball, der gut springt.

Alle prellen den Ball mit der Handfläche
                dem Handrücken
                der Handkante (innere und äußere)
                der Faust – Kleinfingerseite, Daumenseite, Handflächenseite, Handrückenseite
                mit gestreckten Fingern und Palmarflexion
                gebeugten Fingern und Dorsalflexion
                mit dem Ellenbogen
Variationen: Abwechselnd linke und rechte Hand
                2× linke, 1× rechte Hand
                Beide Hände gleichzeitig, kombiniert mit verschiedenen Prellarten
                1× beide Hände, 1× Ellenbogen rechts (links)
                3× vor sich, dann dem rechten Nachbarn, 3× wieder vor sich
                1× vor sich, 2× nach rechts, 1× vor sich, 3× links
                um sich herum prellen, Rumpf drehen, Hände wechseln
                um sich herum prellen mit Sprüngen und nachher dem Nachbarn zuprellen
                weitere Kombinationen.

Alle werfen den Ball in der Kreisrichtung nach rechts, nach links
                1× nach rechts, 2× nach links
                Gesichter zur Mitte – mit beiden Händen
                              mit einer Hand
                              untendurch, obendurch
        Rücken zur Mitte   – ähnliche Variationen
        Schulter zur Mitte   – über den Kopf dem hinteren zu
                                  – unter den gespreizten Beinen durch
                                  – mit Rumpfrotation dem hinteren zu
                                  – mit einer Hand mit Armretroversion nach hinten
                                  – mit einer Hand und Armelevation nach hinten
                                  – senkrecht vor sich werfen, vorwärts laufen und den Ball vom Vordermann fangen (10×)
                                  Das gleiche 3× in eine Richtung und 2× in die andere.

Prellen und Werfen kombiniert – wobei die Art vom Prellen, vom Werfen und die Richtung gewechselt werden kann.

Bei all diesen Spielen gilt die Voraussetzung, daß nach Kommando gespielt wird. Alle Spieler müssen das Kommando immer abwarten. Später kann das Tempo variiert werden.

37

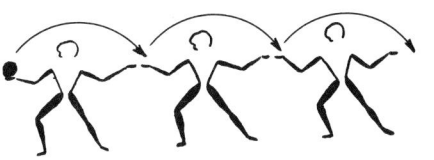

Die Bälle werden übergeben
oder geworfen

38 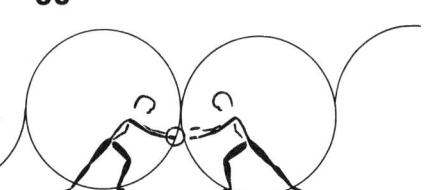 **39**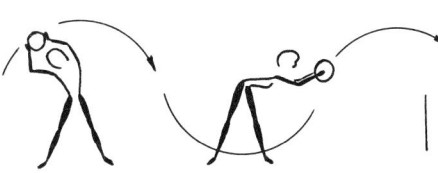

40 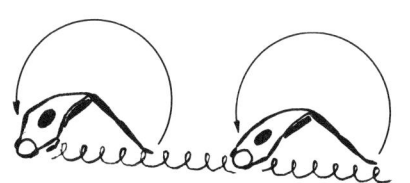 **41**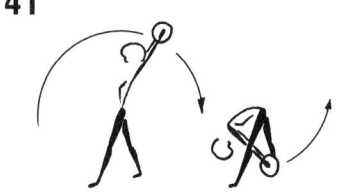

42 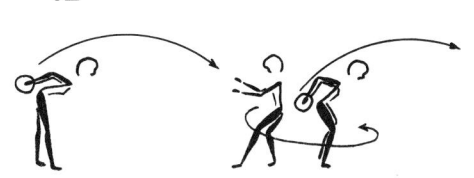 **43**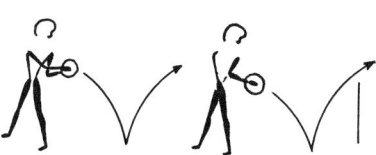

44 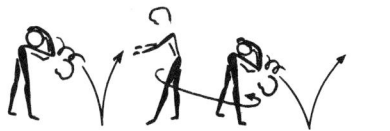 **45**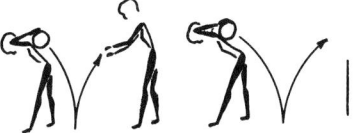

46

47

49

48

50

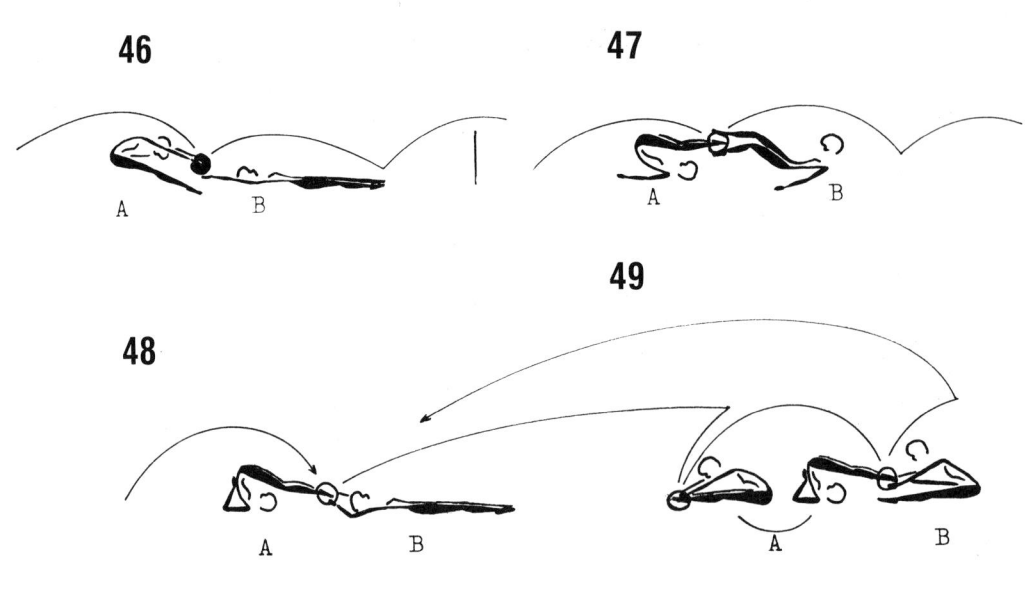

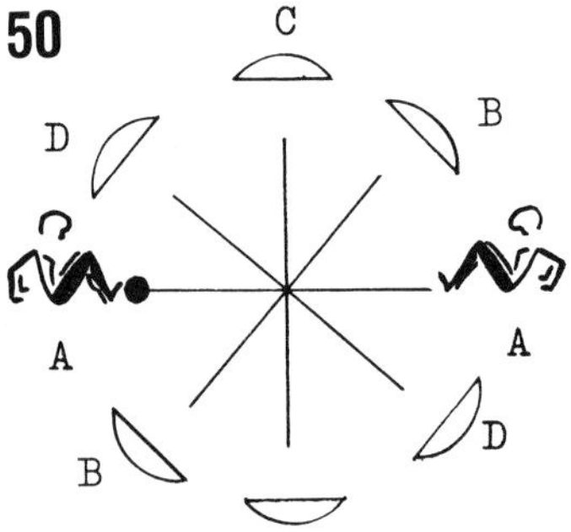

Die Partner sitzen sich gegenüber und wechseln schnell einen Ball:
A + A – Hinweg
B + B
C + C
D + D
A + A – Rückweg
1 Ball pro Paar oder 1 Ball pro Spieler

51

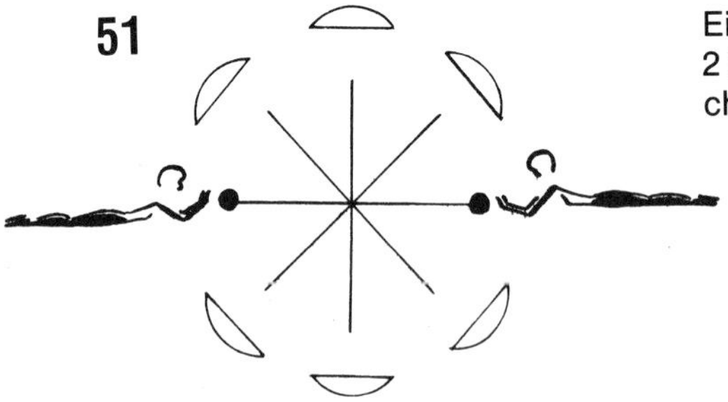

Bauchlage

Einen Ball hin und her stoßen.
2 Bälle gleichzeitig, wobei jeder ein bißchen rechts von der Mittellinie rollt

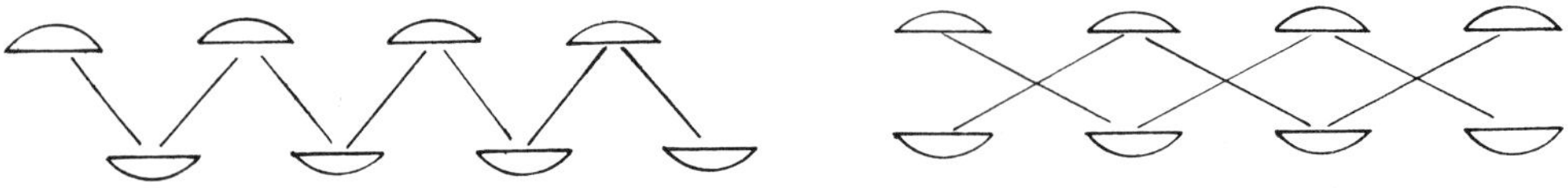

Andere Aufstellungen der Spieler

Kreis oder zwei Reihen gegenüber

52

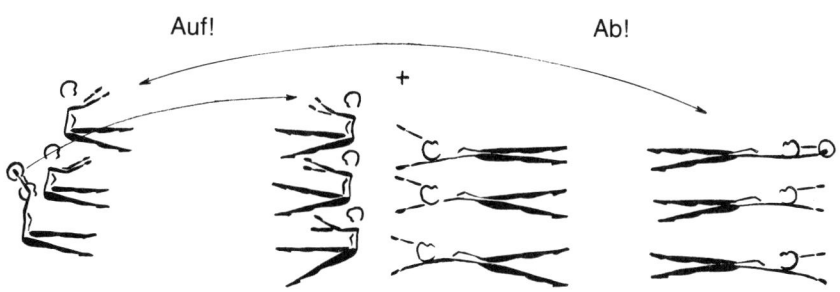

1–2 Bälle werden irgendeinem Spieler zugeworfen. Alle müssen jedesmal vor dem Wurf hoch kommen und sich nach dem Fang wieder hinlegen.
Derjenige, der den Ball hat, gibt das Kommando

53

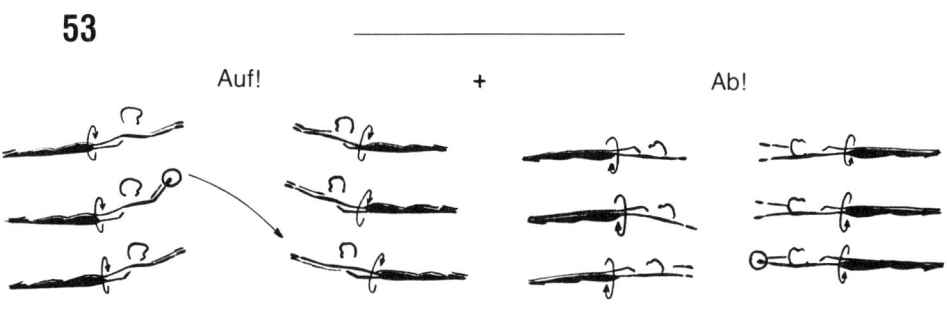

Alle rollen in die gleiche Richtung

54

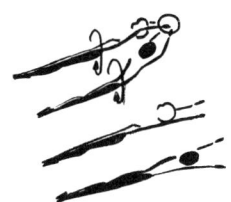

In der Rückenlage den Ball übergeben, dann in der Bauchlage übernehmen. Alle drehen sich jedesmal um 180° in die gleiche Richtung

55

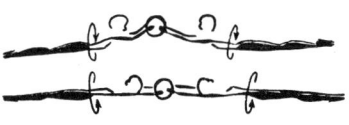

Die ganzen Reihen rollen in gleicher Richtung, ohne daß die Bälle verloren werden
(z. B. fünfmal nach rechts, fünfmal nach links)

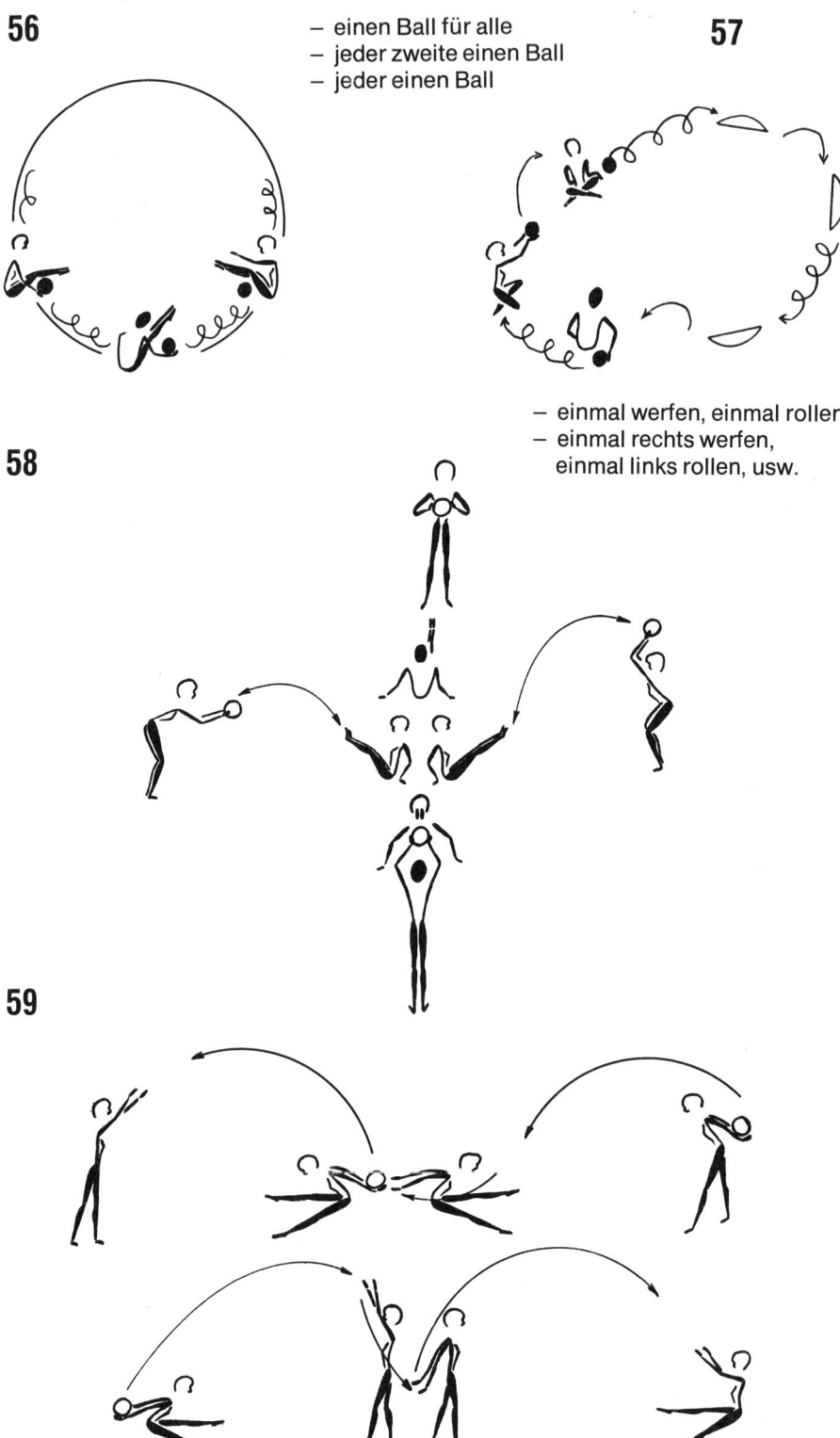

56 — einen Ball für alle
— jeder zweite einen Ball
— jeder einen Ball

57

— einmal werfen, einmal rollen
— einmal rechts werfen, einmal links rollen, usw.

58

59

Nur mit Kommando!

60

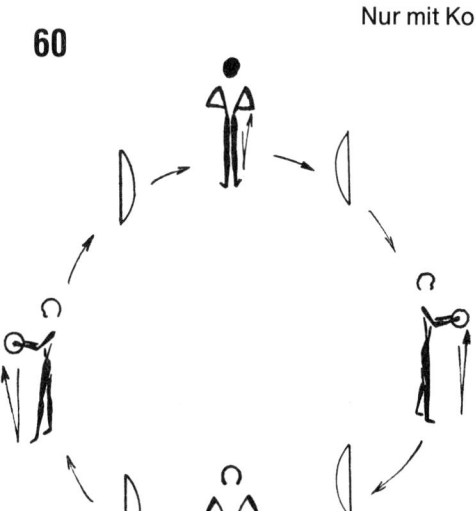

Senkrecht vor sich prellen und dann nach rechts (links) laufen und den Ball vom Nachbarn fangen

61

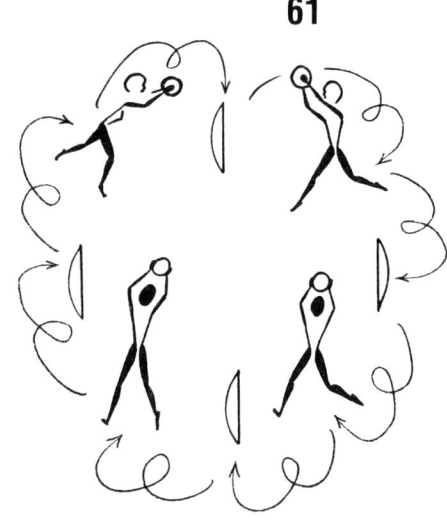

Alle mit dem Gesicht oder alle mit dem Rücken gegen die Mitte.
Variante: Zum Prellen zur Mitte schauen und zum Fangen sich nach außen drehen

62

Medizinbälle

63

sitzend

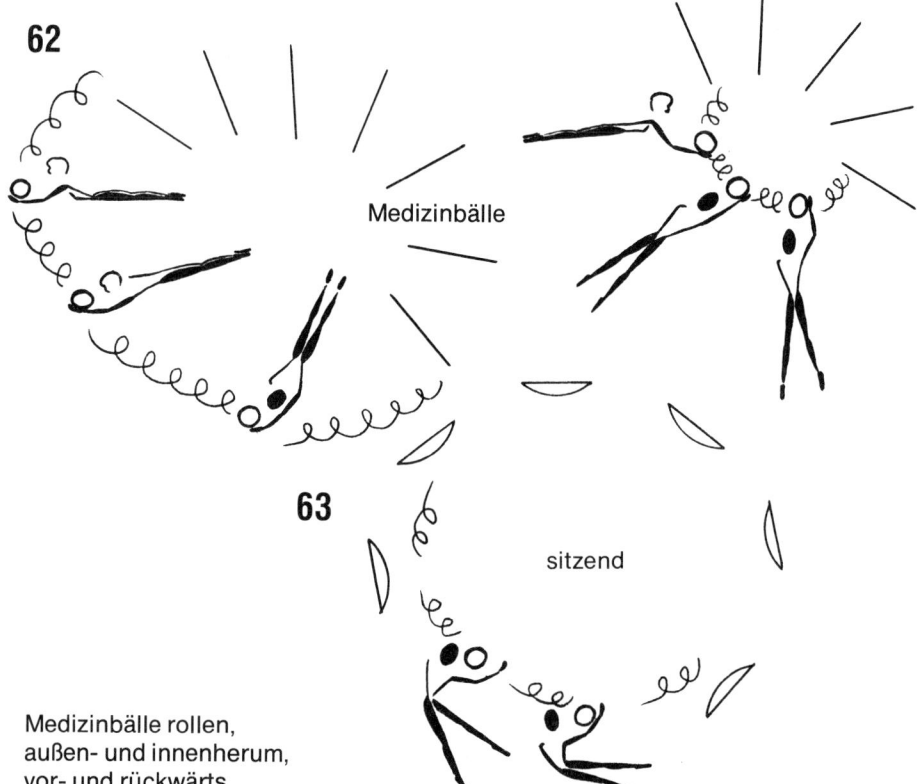

Medizinbälle rollen, außen- und innenherum, vor- und rückwärts

Rückenlage – versetzt

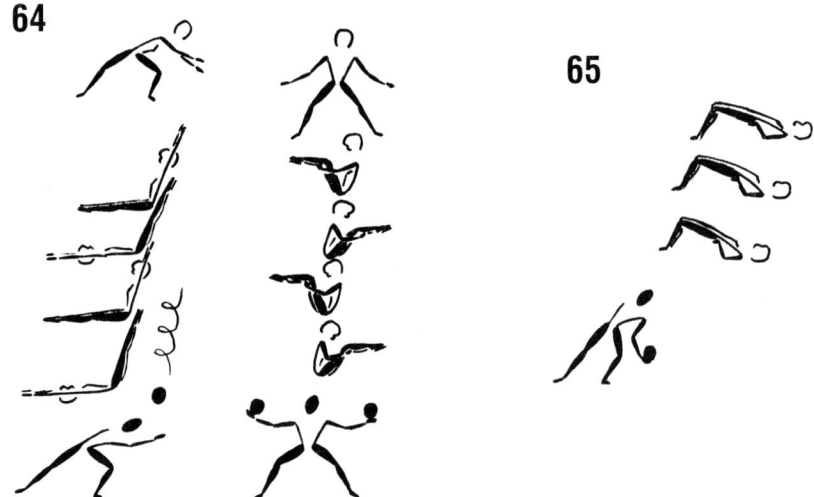

Nach Kommando „Auf!" wird die Bahn für den rollenden Ball frei gemacht. Der Ball wird langsam oder schnell gerollt, die Richtung wird überraschend gewechselt.
Varianten: Gestreckte oder gebeugte Beine, Hände im Nacken, gespreizte Beine und Arme usw.
Alle fassen die Beine des Partners mit den Händen, so daß eine Kette entsteht

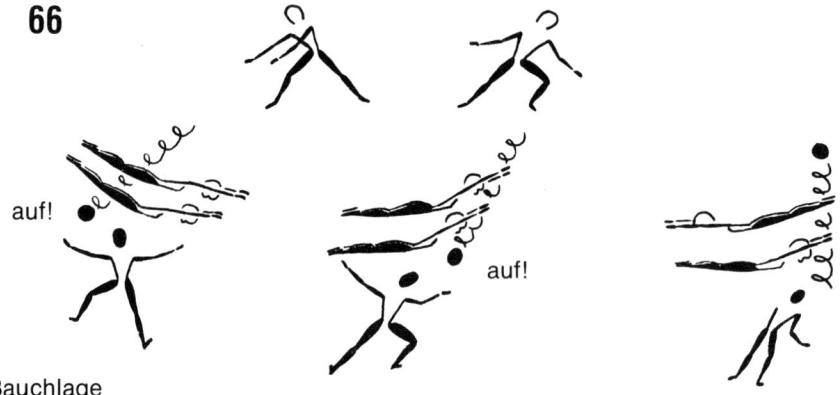

Bauchlage

Auf Kommando müssen die Beine oder die Arme hochgehalten werden.
Variante: Sich gegenseitig an den Händen (an den Beinen) fassen

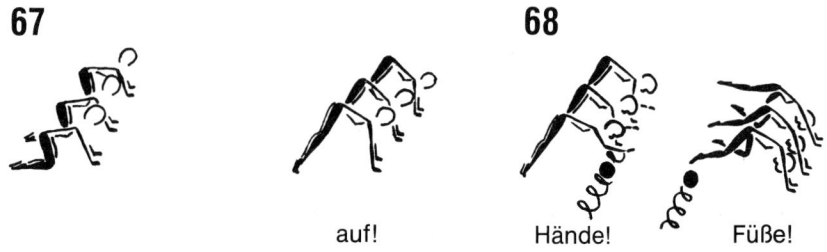

Ein schnelles Reaktionsspiel für mindestens 6 Spieler mit 2 Bällen

69

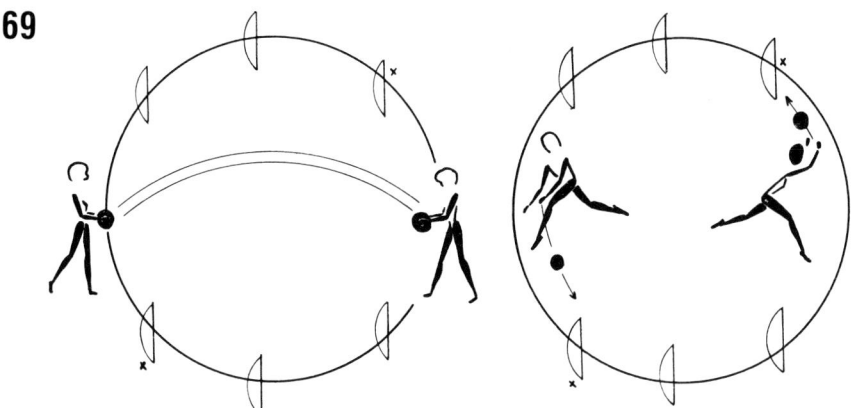

Die Bälle müssen immer gegenüber sein.
Man fängt langsam mit Kommando an: 1. Bälle wechseln
2. Plätze wechseln
3. Bälle den Spielern (mit Kreuz) zuwerfen (kurz bevor man am neuen Platz angelangt ist).

Langsam das Tempo steigern, bis das Spiel ohne Kommando läuft

70

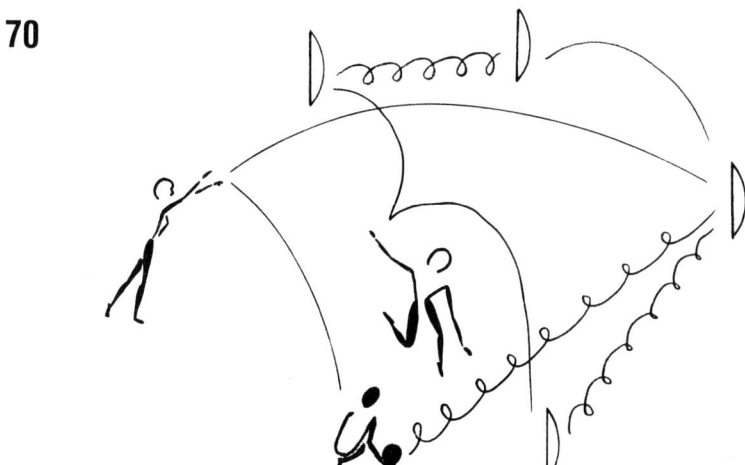

Die Spieler stehen in einem Kreis und werfen, rollen, prellen sich einen leichten Ball zu. Derjenige in der Mitte versucht auf irgend eine Weise den Ball zu berühren (auch wenn einer den Ball hält, auch außerhalb des Kreises usw.). Als Berühren gilt auch unabsichtliches Treffen des Mittleren. Nach dem Berühren wird dieser durch denjenigen abgelöst, der den Ball als letzter in den Händen gehalten hat. Schnell spielen und nicht zu hoch werfen!

71

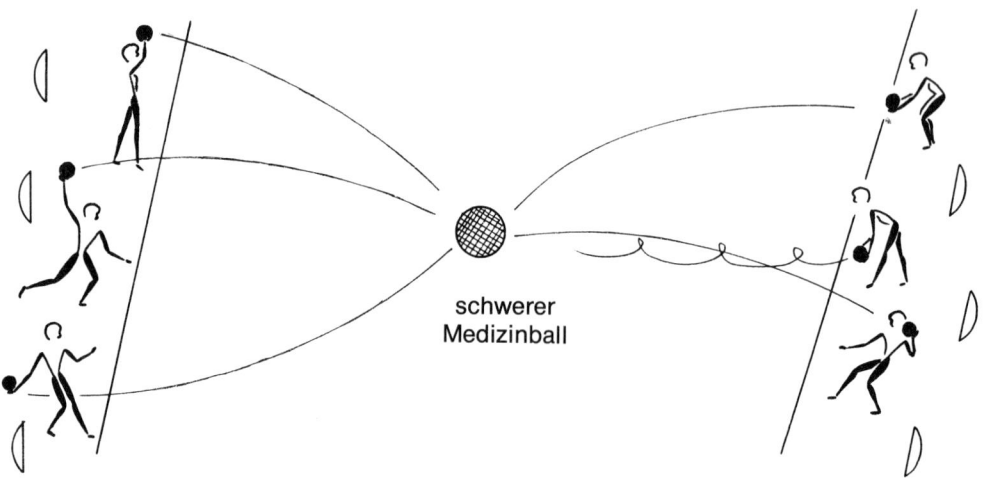

Den Medizinball hinter die Linie der Gegner rollen

72

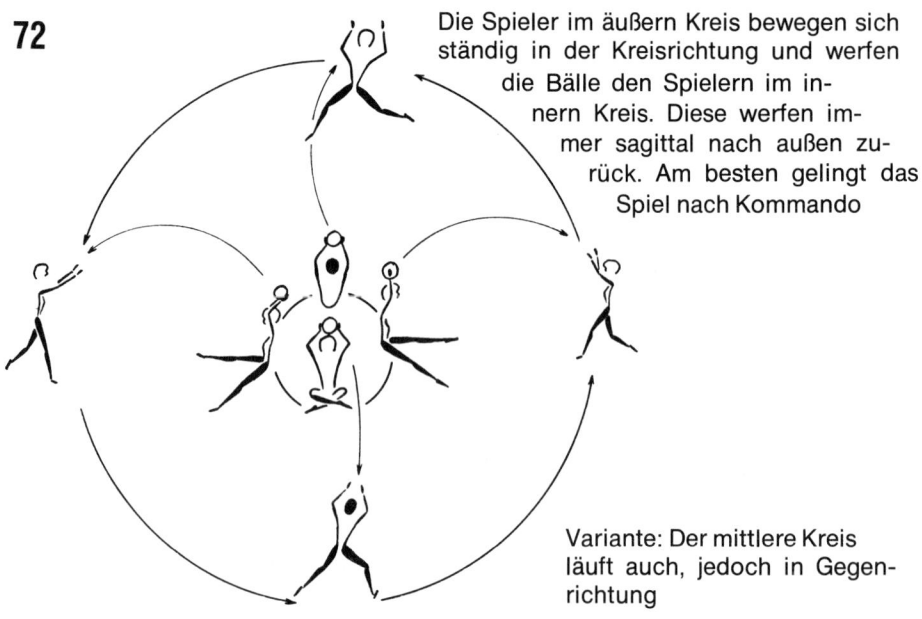

Die Spieler im äußern Kreis bewegen sich ständig in der Kreisrichtung und werfen die Bälle den Spielern im innern Kreis. Diese werfen immer sagittal nach außen zurück. Am besten gelingt das Spiel nach Kommando

Variante: Der mittlere Kreis läuft auch, jedoch in Gegenrichtung

Gruppe mit Tüchern

73

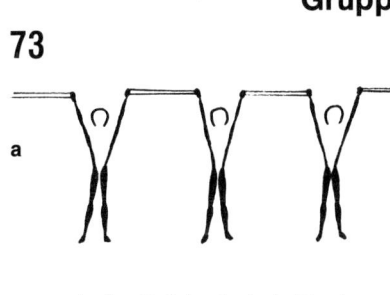

a Jeder Spieler hat ein Tuch

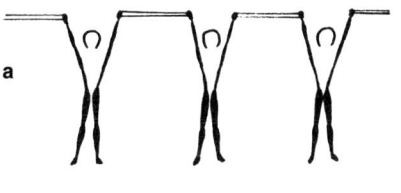

b

c

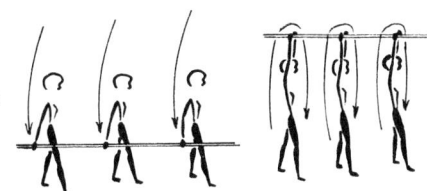

a Beispiele der Gruppenübungen: Kreis oder Reihe

Ein Band (aus Leintüchern) von der einen in die andere Hand über Kopf übergeben

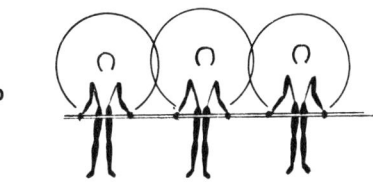

b Mit dem Band kreisen

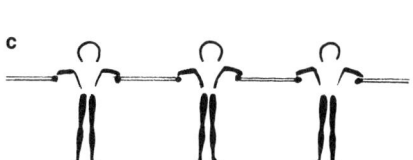

d

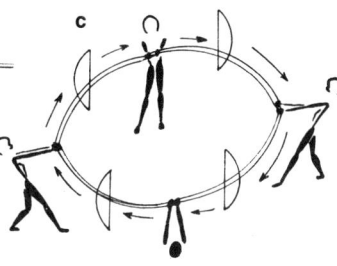

c Das Band spannen und in der Kreisrichtung laufen

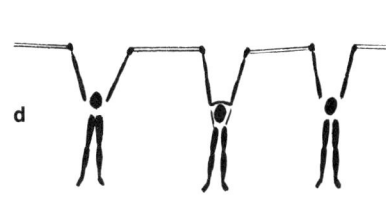

e

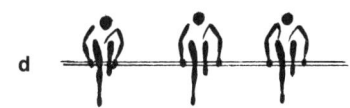

d Über das Band hin und her steigen

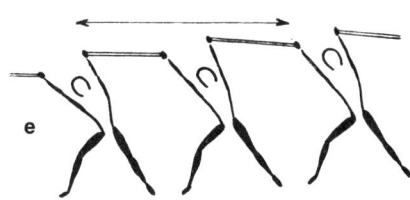

f

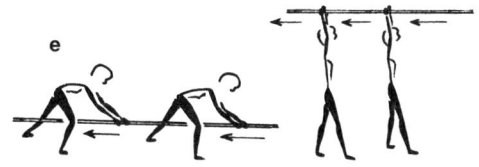

e Das Band (schnell) schieben, dann darüber steigen und über den Köpfen weiter schieben

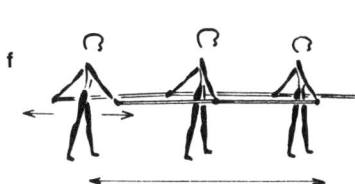

Alle diese Übungen und zahlreiche Variationen von diesen werden amüsanter, wenn sie mit einem breiten, durchsichtigen Plastiktuch ausgeführt werden (Plastik für Moorparafin)

Kreis, alle Tücher in Hochhalte

74

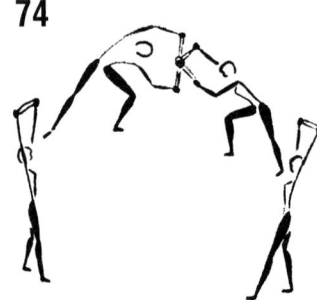

Der erste übergibt das gespannte Tuch mit Lateroflexion und verharrt in der Position bis der nächste das zweite Tuch mit einem Knoten an das erste befestigt. Danach gibt er es weiter. Der dritte bindet sein Tuch dazu – usw., bis alle ihre Tücher an das erste Tuch geknotet haben. In der zweiten Runde geht das Übergeben so weiter, daß die Tücher wieder losgebunden werden. Die Übergabe der Tücher kann mit Rumpfflexion-Extension oder c mit Rumpfrotation variiert werden

75

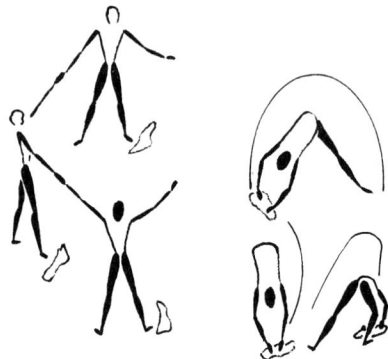

Kreis – Grätschstand – Händefassen, vor den rechten Füßen liegen Tücher

Auf Kommando werden die Tücher rechts geholt, mit einem großen Kreis mit Rumpfextension zum rechten Fuß des Partners links gelegt, und das neue Tuch rechts wieder geholt usw.
Das Kommando wandert von einem zum anderen
(links, rechts, unerwarteter Wechsel) und Stop – Aufrichten ohne Tuch – Händefassen

76

Kreis – sternförmig – gerade Personenzahl
Bauchlage. Die Tücher (übereinander gelegt) werden mit dem Partner gegenüber mit beiden Händen gehalten

Das Kommando wandert von einem zu anderem, z. B.:
„über die linke Seite rollen" – (d. h. über diese Seite Rücken wieder auf den Bauch rollen)
„stop", „zurück", „stop" usw.

2 Kreise gehen oder laufen (mit Musik) in der gleichen Richtung. Beim Kreuzen begegnen sich A mit B Personen. Bei ungleicher Zahl begegnen sich immer andere Personen

77

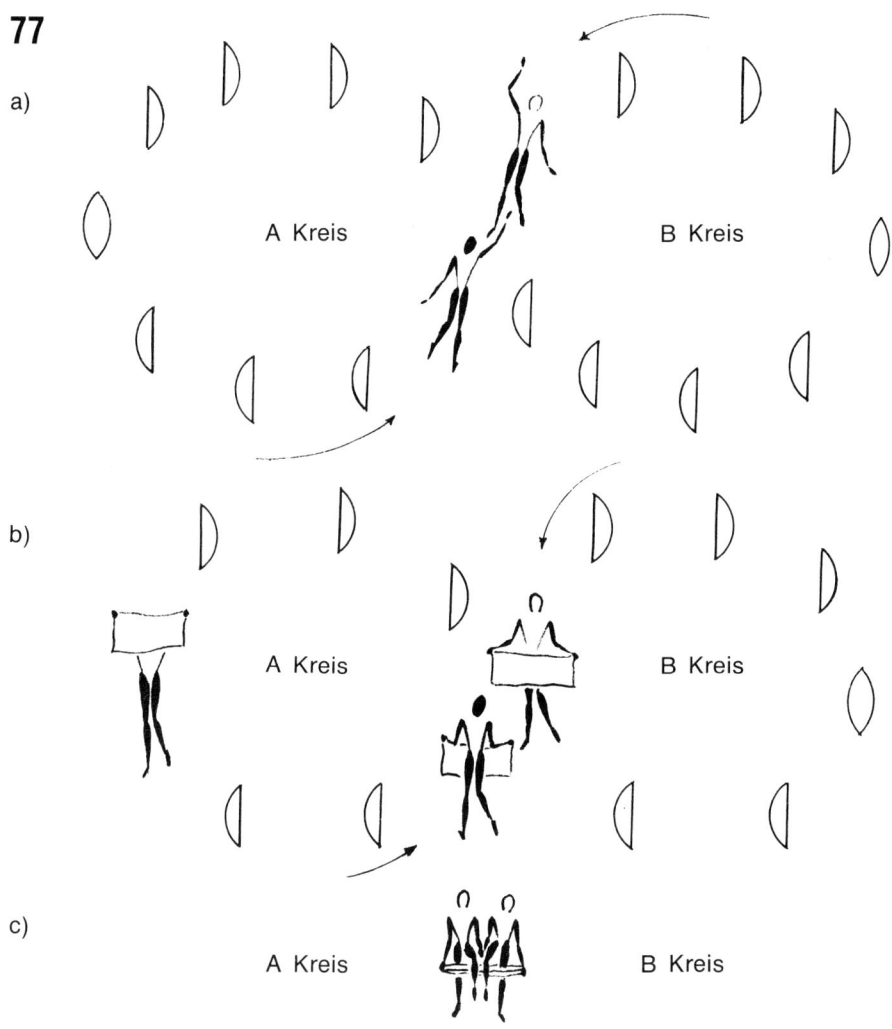

a) Augenkontakt, Geste der Zuneigung (Winken, Blinzeln, Lächeln, Grüßen, sich Vorbeugen, Händegeben, Händeklatschen, mit Händefassen oder Armeinhaken herumgehen, usw. Nach jeder Begegnung geht oder läuft jeder in seinem Kreis weiter.
b) Jeder trägt ein Tüchlein vor seinem Gesicht. Bei der Begegnung nimmt er sein Tuch ab und zeigt das Gesicht und später seine Zuneigung dem Partner vom anderen Kreis. Ähnlich wie bei dem vorherigen Spiel winkt man mit dem Tuch zu, tauscht die Tücher, breitet sie vor die Füße des anderen aus, legt das eigene Tuch um die Schulter des anderen, bindet es um den Kopf des anderen, oder man wirft ihm das Tuch zu, usw.
c) Wenn sich „A" und „B" treffen, steigen sie gemeinsam über ihre Tücher und trennen sich wieder. Sie können auch eine Runde gemeinsam gehen und erst danach sich trennen und sich dem eigenen Kreis anschließen.

Kreis – Bauchlage

78 beliebige, jedoch gerade Personenzahl, jeder zweite hält ein Tuch oder Seil

Das Tuch wird mit Rotation übergeben und mit Lateroflexion übernommen

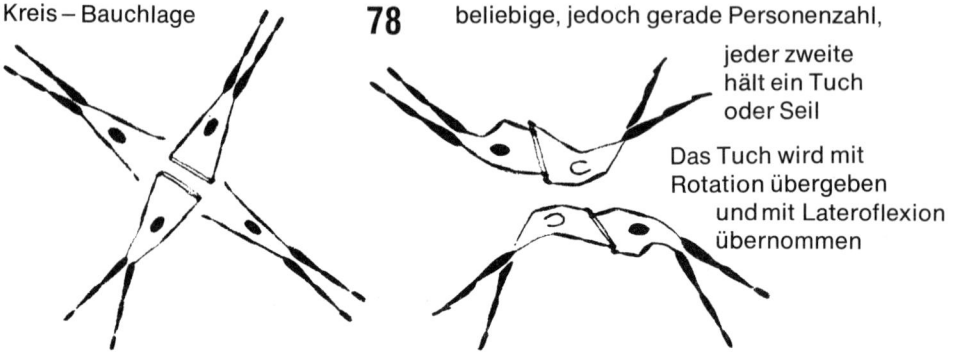

Reihe, Bauchlage – beliebige Personenzahl

79

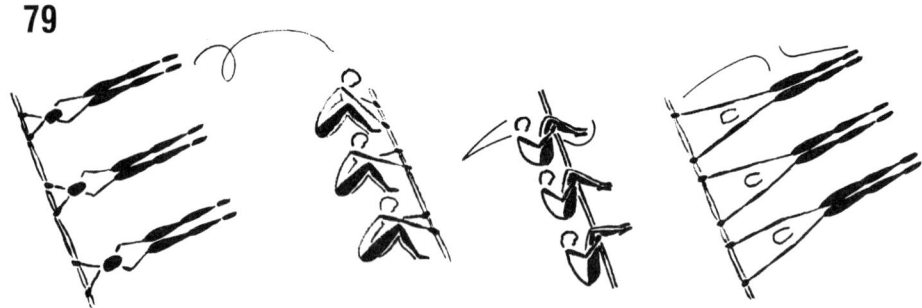

Alle halten mit beiden Händen (linker Arm über dem rechten gekreuzt) ein Leintuch oder Seil fest, drehen sich gleichzeitig in die Rückenlage (über die rechte Seite), kommen hoch in den Sitz – Tuch vor die Füße.
Danach ziehen alle das Leintuch unter den Füßen unter die Knie, schaukeln in die Rückenlage und zurück, nehmen die Beine wieder heraus und legen sich in die Rückenlage hin. Anschließend folgt die Drehung über die rechte Seite wieder zurück in die AS.

80 „Beduinen – Stafetten – Spiel."

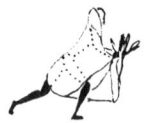 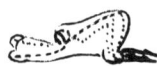

Hinweg – laufen   Rückweg – kriechen, rutschen oder schlängeln

Das Leintuch wird der Länge nach über sich gelegt, so daß in jeder Hand 2 Zipfel gehalten werden: der eine von oben und der andere von unten, wobei diese Zipfel zwischen den Beinen von hinten nach vorne untendurch gezogen wurden.
Beim Rückweg ist nur das Gesicht und teilweise Unterschenkel mit Füßen unbedeckt. Handflächen und Knie rutschen oder kriechen auf dem Tuch.

81

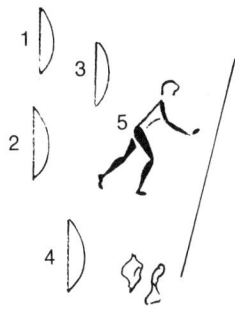 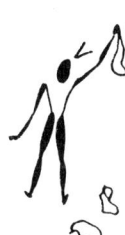 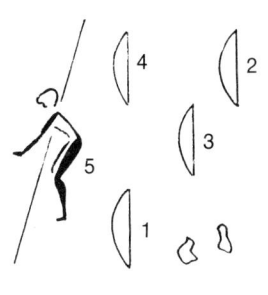

2 oder mehr Mannschaften

Jeder Spieler bekommt eine Zahl zugeteilt. Der Leiter (auch Spieler) wirft ein Tuch ins Spielfeld und ruft eine Zahl. Die gleichen „Zahlen" laufen zum Tuch und versuchen es für ihre Mannschaft zu gewinnen. Danach wird ein neues Tuch geworfen usw. Die erbeuteten Tücher werden am Schluß gezählt.

82

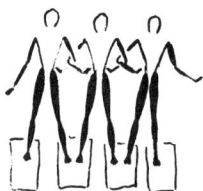

Große Gruppen
„Skifahren" auf den Tüchern.
Vor-, rück- und seitwärts

83

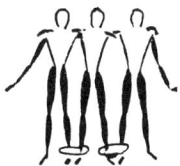

Mit zusammengebundenen Füßen – gehen, springen, sich setzen, sich hinlegen, aufstehen usw.

Spiele mit Tüchern und Gymnastikbällen

Kleines Tuch (Handtuch) und Gymnastikball

84   **85**

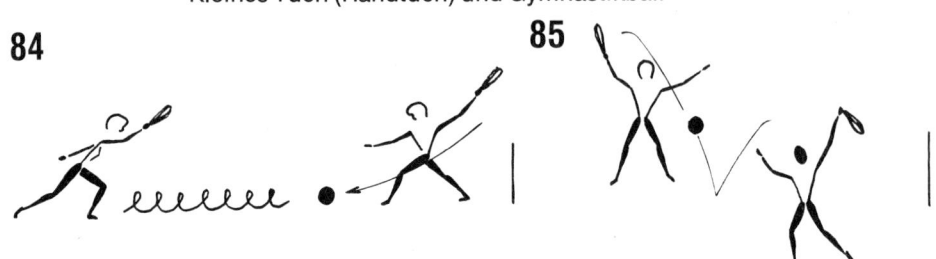

Das Tuch wird an allen 4 Zipfeln gefaßt; falls es noch zu lang ist, kann man in der Mitte noch einen Knoten binden

86

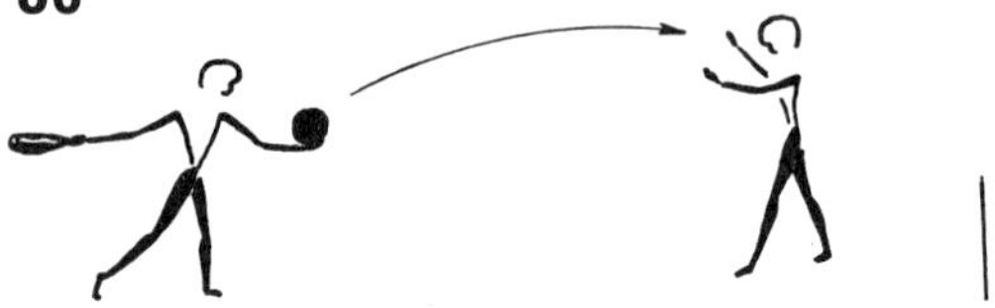

87

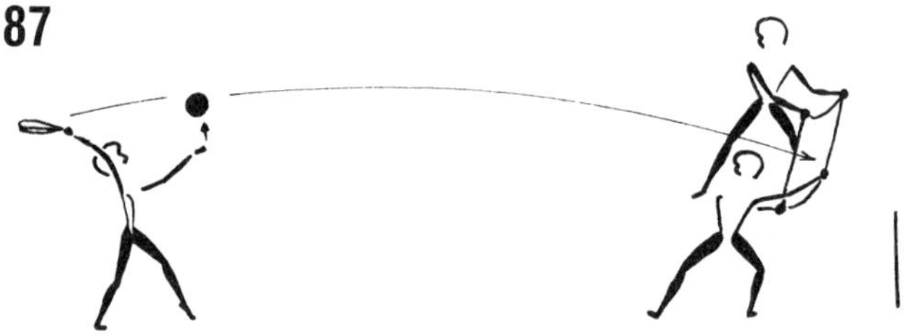

89

88

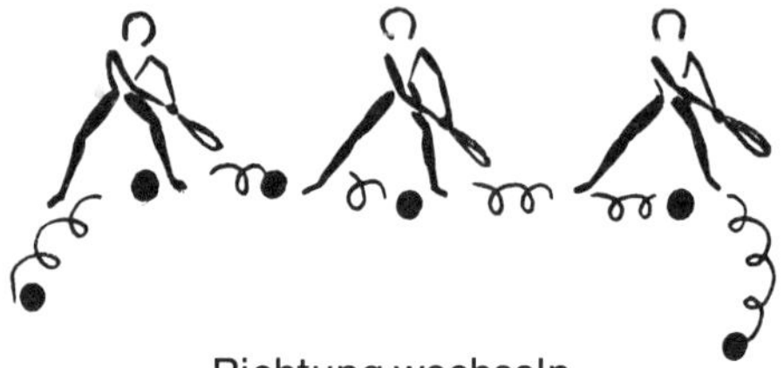

Richtung wechseln

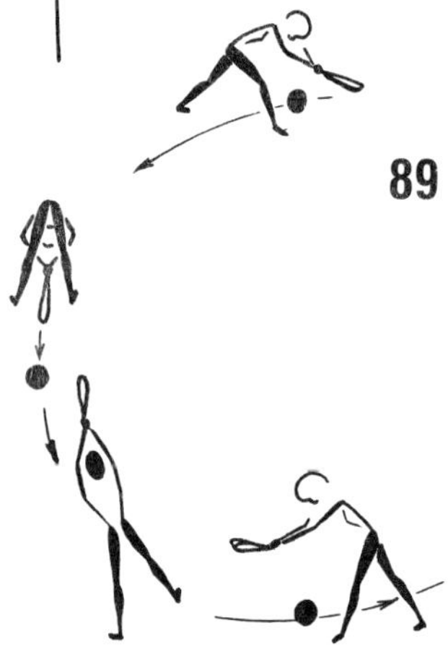

Tempo steigern. Auf das Kommando „Stop" den Ball sofort anhalten, indem man sich auf ihn setzt, ohne daß die Hände zu Hilfe genommen werden

90

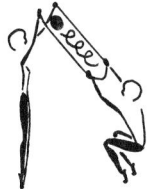 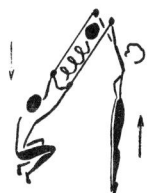

91

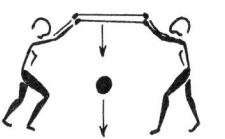

Mit gespanntem Tuch kräftig prellen

92

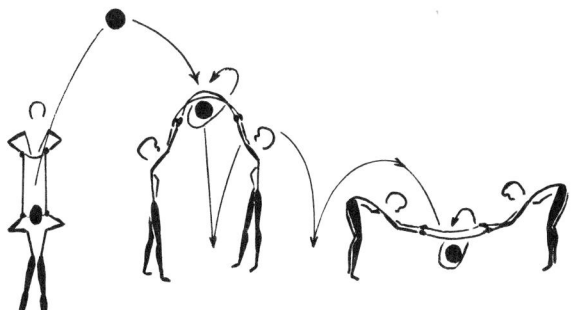

Um den springenden Ball mit dem Tuch
große Kreise beschreiben

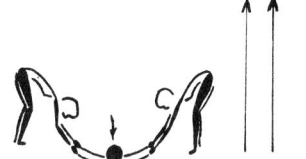

Ca 10 cm über dem Boden
wird der Ball mit dem Tuch
gefangen

93

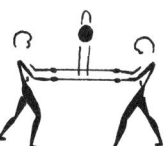

94

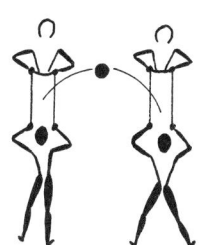 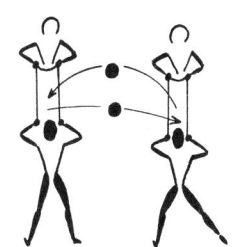

95

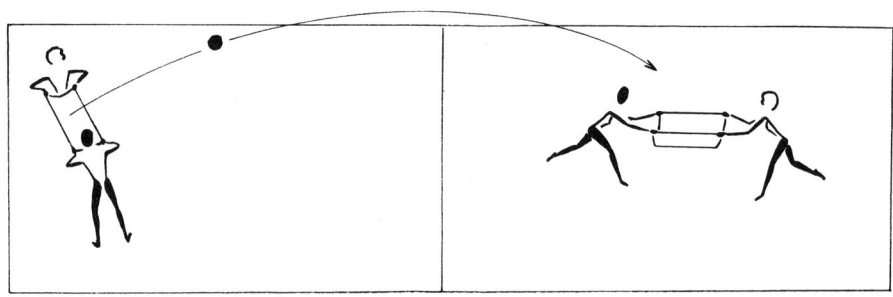

96 **97**

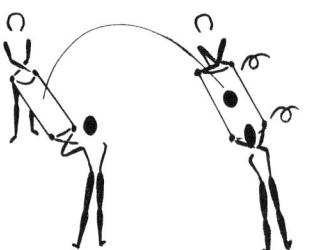 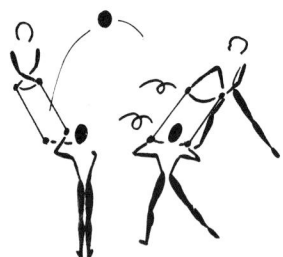

Während des Ballfluges die Arme um 360° drehen, wobei das Tuch immer offen bleiben muß

98

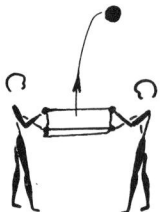 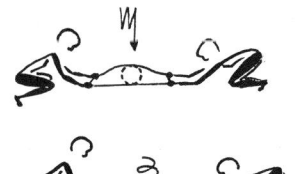

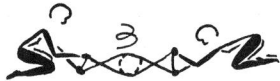

Den Ball mit dem Tuch hoch werfen, ihn 1× neben das Tuch fallen lassen, dann mit gespanntem Tuch den Ball kräftig zum Boden drücken, sein Springen stoppen.
Am Boden die Unterarme und das Tuch kreuzen und den Ball im Tuch hochbringen

99

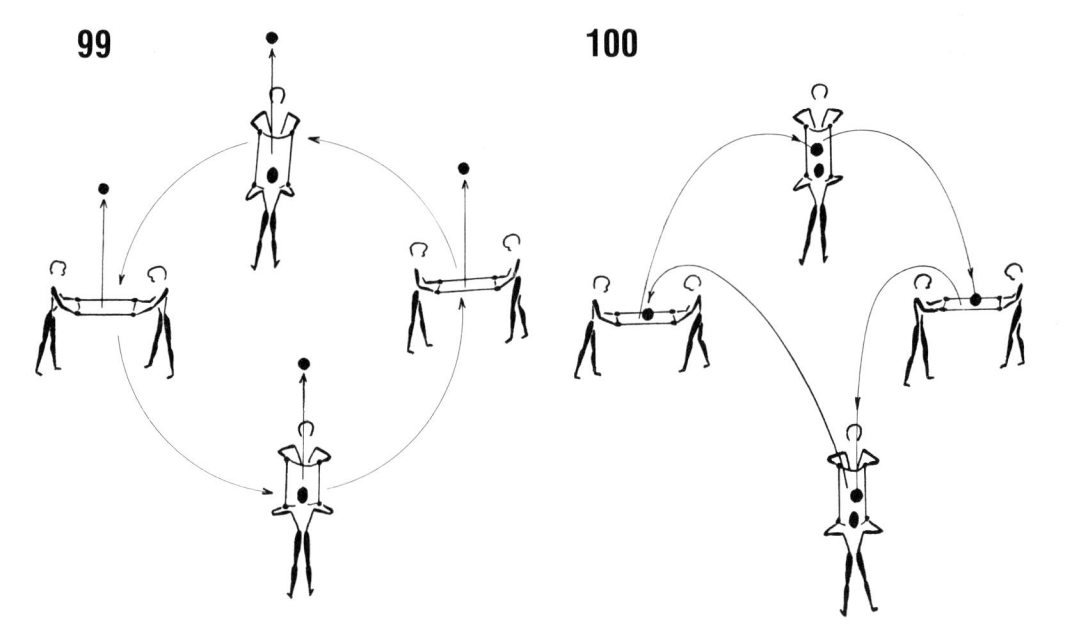

Die Bälle senkrecht hoch werfen, den Platz in der Kreisrichtung wechseln und die Bälle der Nachbarn fangen

100

Den Platz nicht wechseln, die Bälle mit großem Bogen in das Tuch der Nachbarn werfen

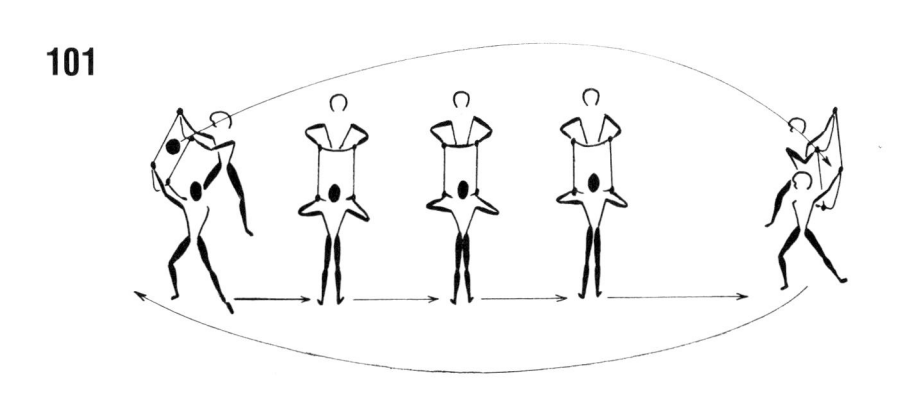

101

Das letzte Paar fängt den Ball, läuft zum Start und wirft

102

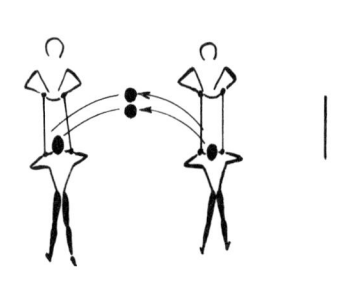

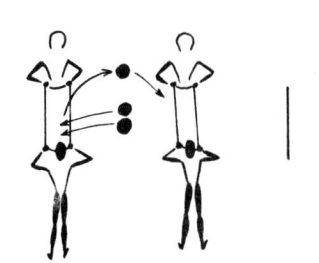

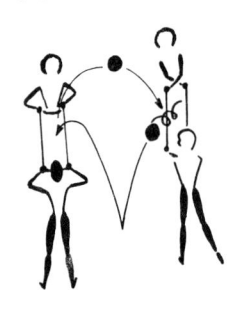

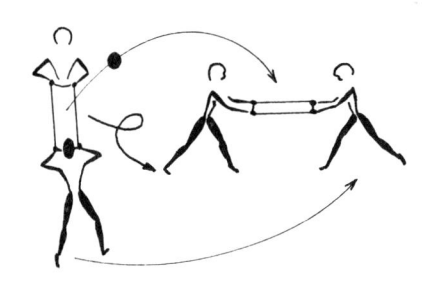

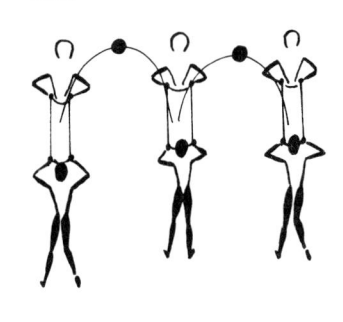

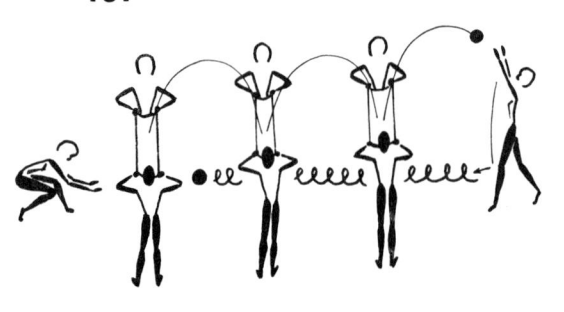

103

104

105

106

107

Wettspiele (Stafetten) mit dem Ball

Jede Mannschaft ist geteilt und gegenüber aufgestellt

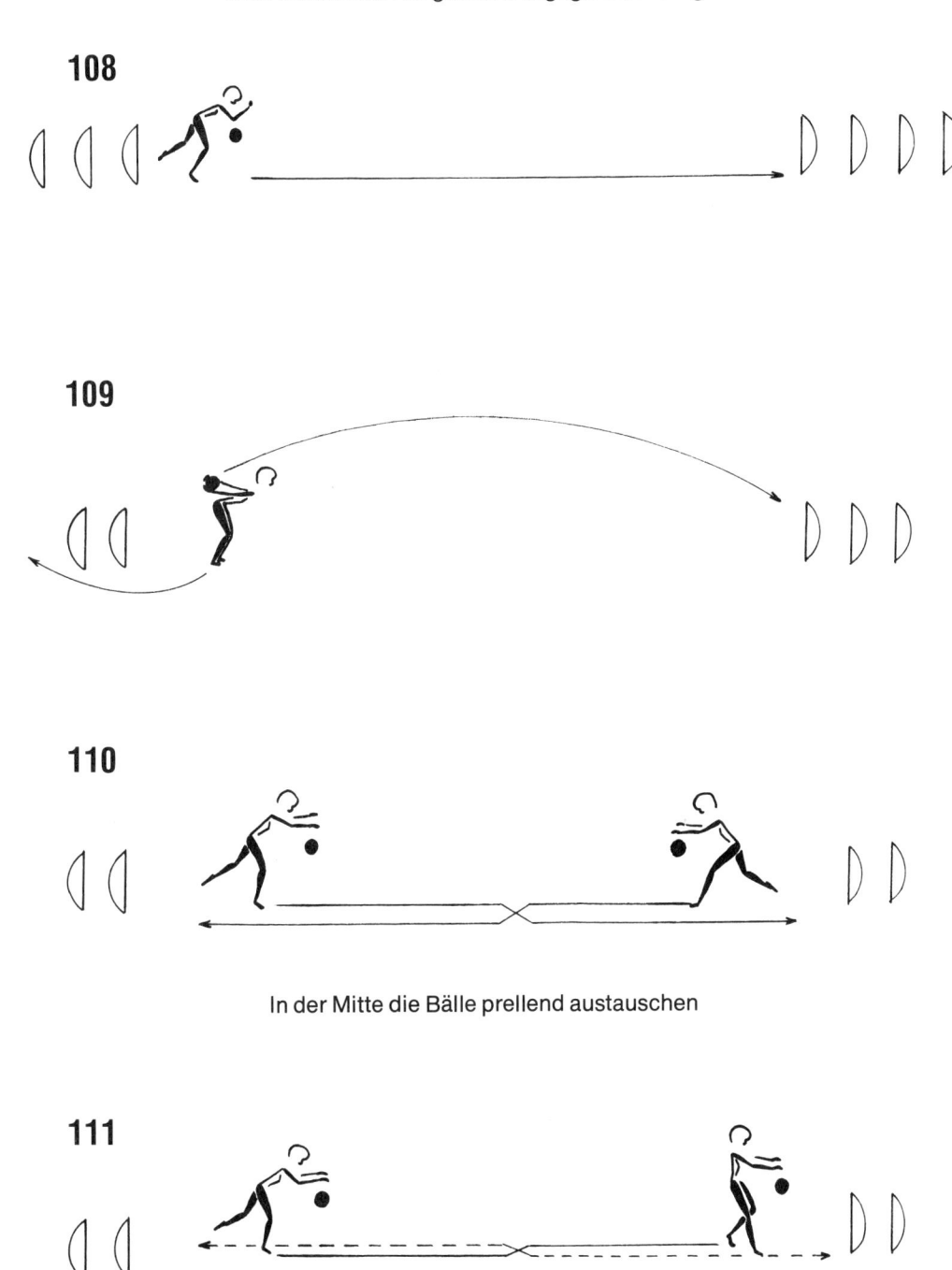

108

109

110

In der Mitte die Bälle prellend austauschen

111

Ebenso, aber der eine läuft vorwärts, der andere rückwärts

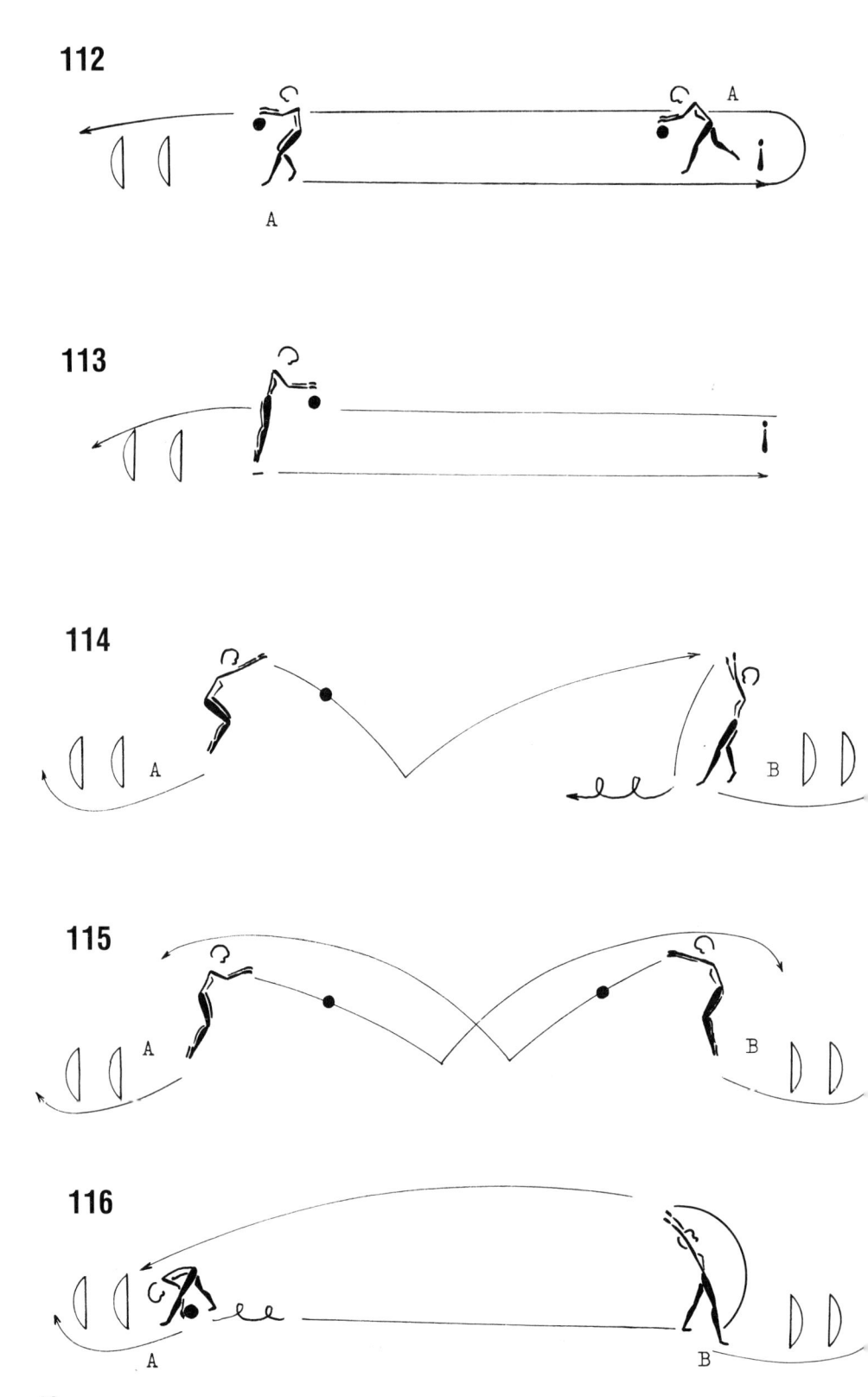

32

117

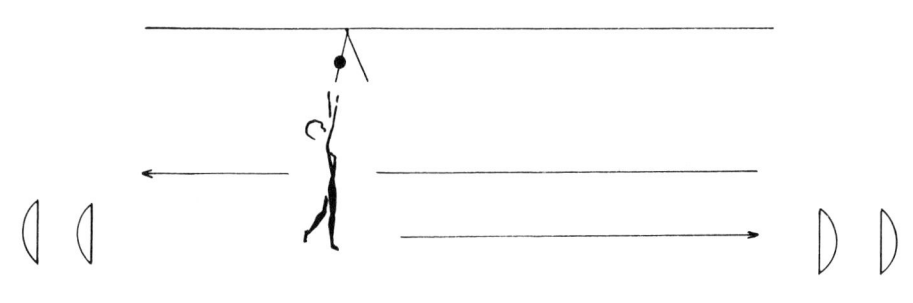

Vorwärts, rückwärts, seitwärts

118

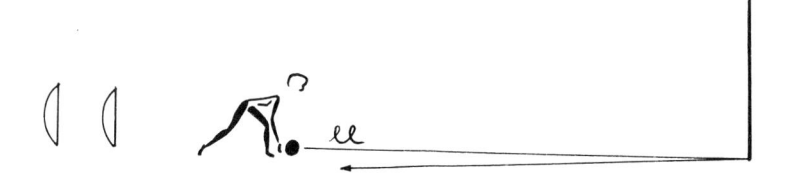

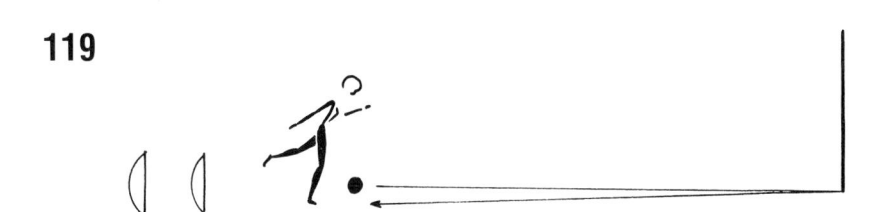

119

Nur rollen (kein Fußball)

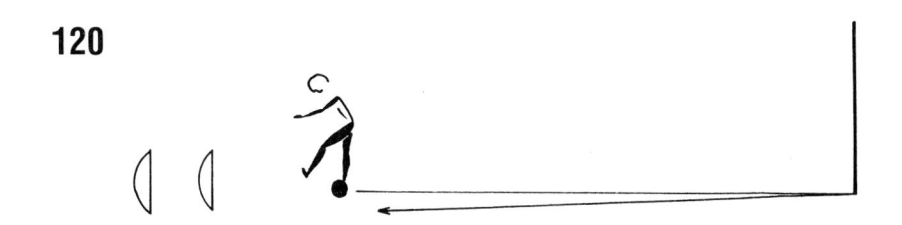

120

121

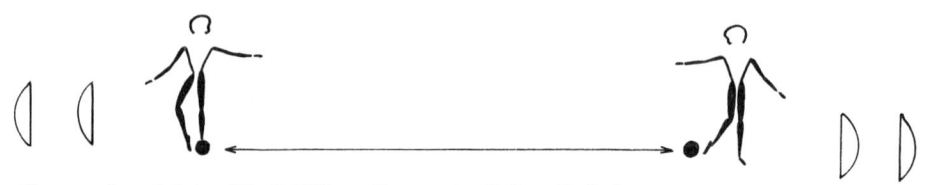

Einen oder gleichzeitig 2 Bälle rollen und mit dem Fuß stoppen.
Variante: Die ersten rollen, die zweiten stoppen und rollen wieder usw.

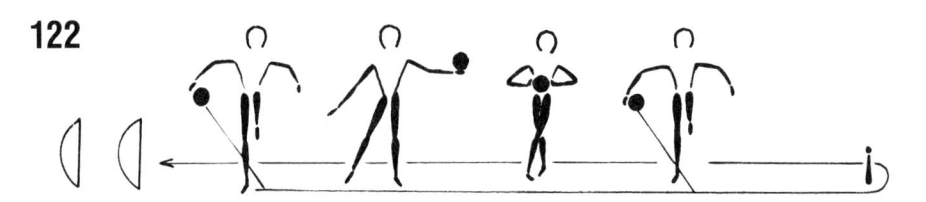

122

Je ein Spieler bewegt sich seitwärts indem er den Ball unter dem Bein prellt. Auf dem Rückweg wechselt er das Bein

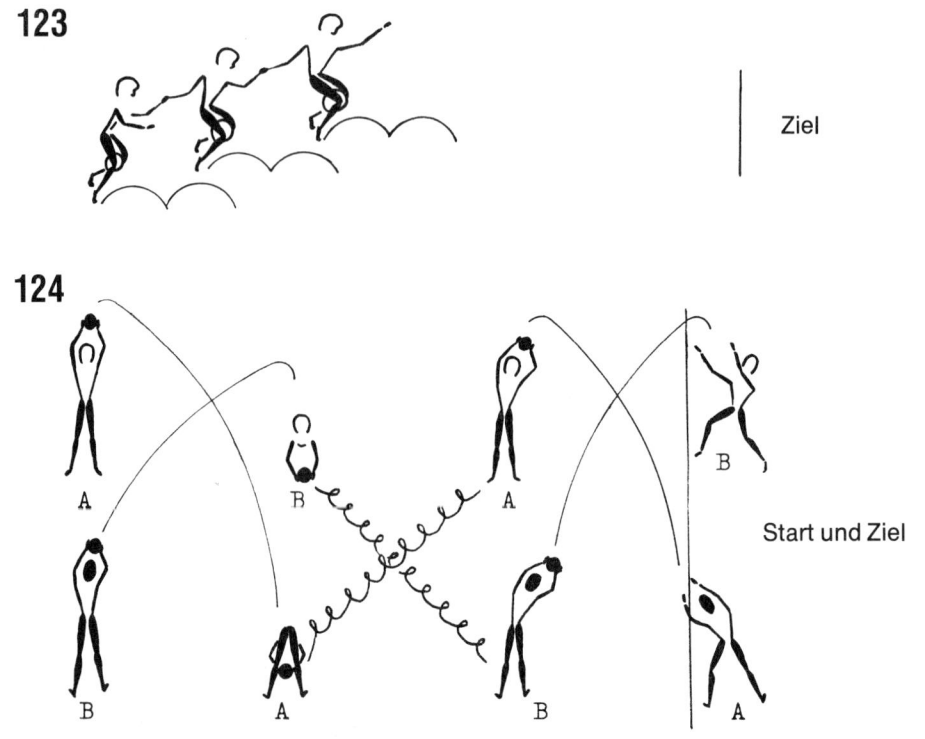

123

Ziel

124

Start und Ziel

Es können 1–2 Bälle pro Mannschaft zirkulieren. Der Ball kann entweder beide Wege gerollt, geworfen oder geprellt werden, oder er kann abwechselnd während des einen Weges auf verschiedene Art befördert werden

125

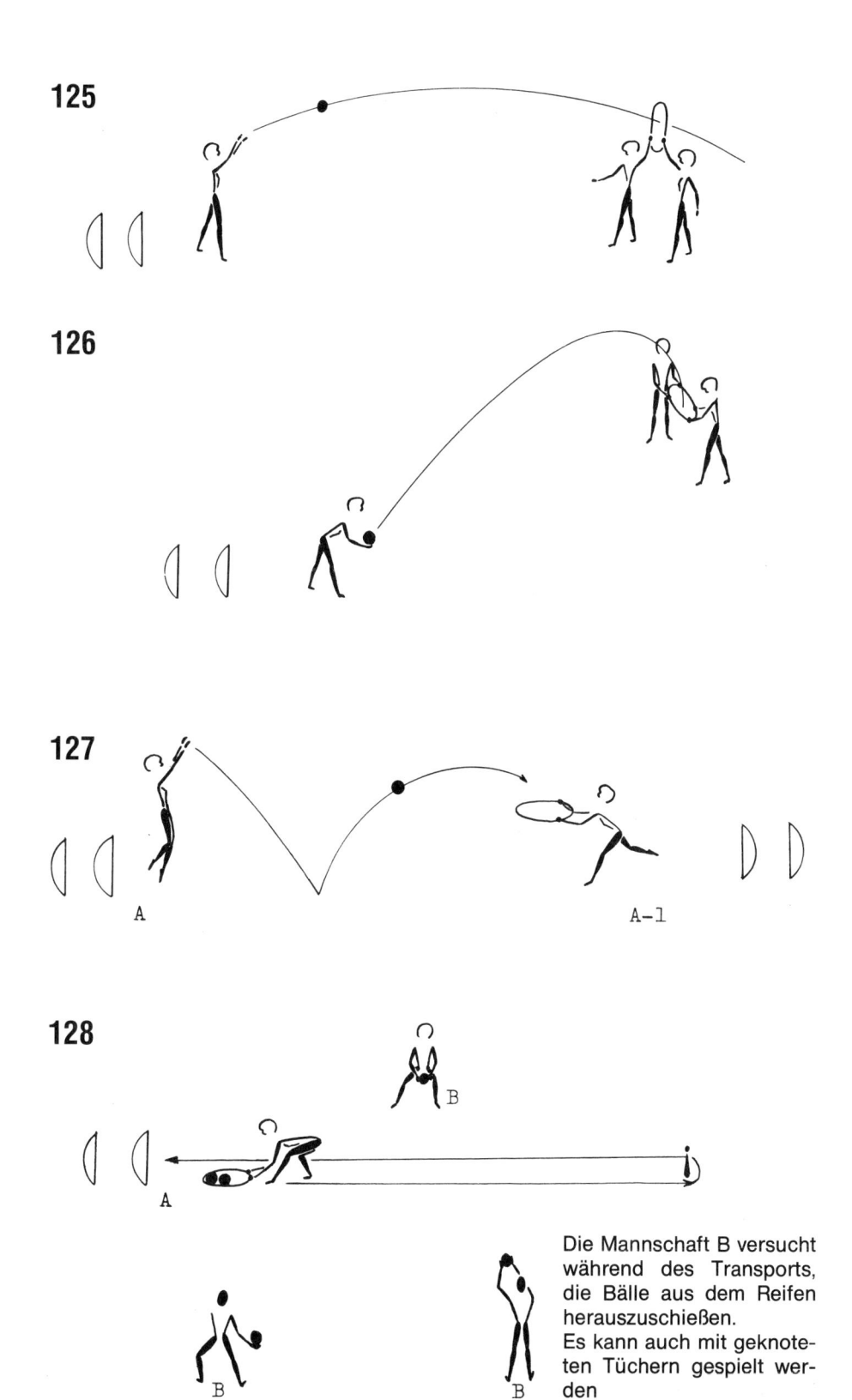

126

127

A A-1

128

B

A

Die Mannschaft B versucht während des Transports, die Bälle aus dem Reifen herauszuschießen.
Es kann auch mit geknoteten Tüchern gespielt werden

B   B

35

129 Slalom um die Keulen herum

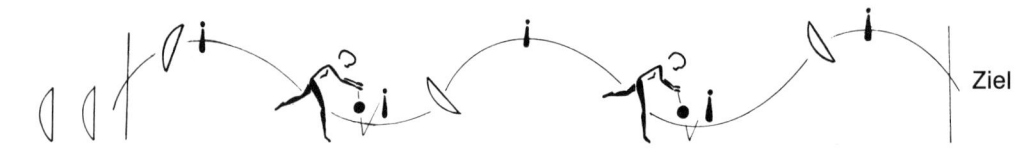

Vorwärts und rückwärts mit Prellen des Balles mit einer oder beiden Händen

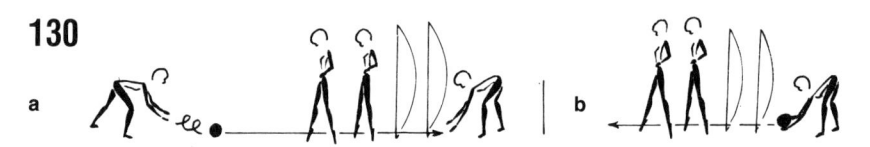

130

a) Die Reihe springt gleichzeitig hoch, der Ball rollt untendurch. Nachdem der erste gerollt hat, stellt er sich vor die Reihe. Der letzte fängt, läuft nach vorne und rollt

b) Den Ball von hinten nach vorne rollen und hinten bleiben. Der Ball muß auch vom ersten übersprungen werden, erst dann läuft der erste dem Ball nach und rollt ihn wieder von hinten untendurch

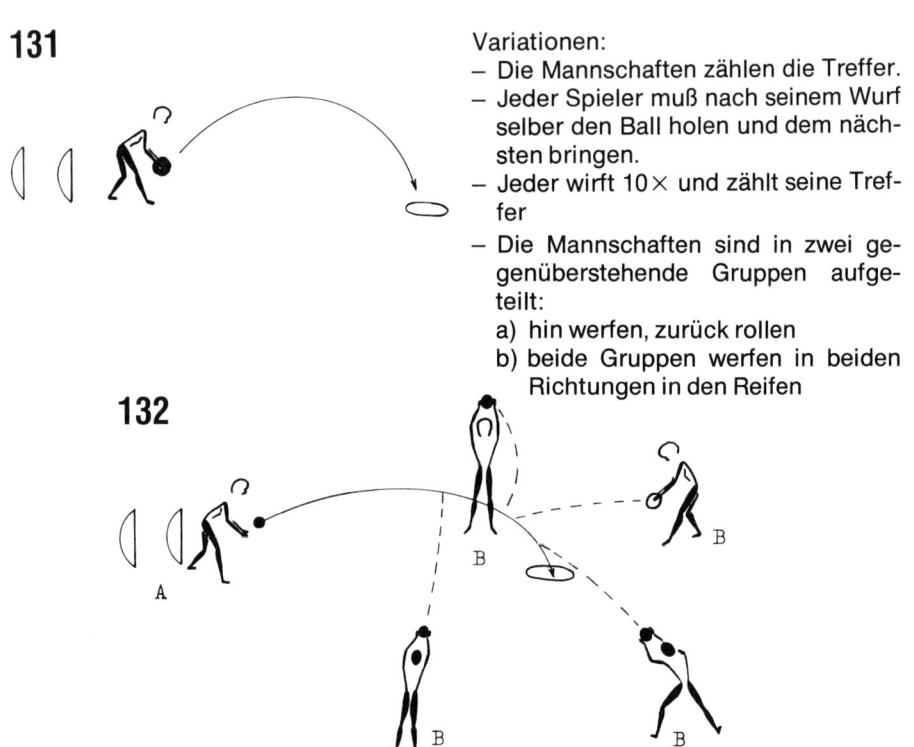

131

Variationen:
- Die Mannschaften zählen die Treffer.
- Jeder Spieler muß nach seinem Wurf selber den Ball holen und dem nächsten bringen.
- Jeder wirft 10× und zählt seine Treffer
- Die Mannschaften sind in zwei gegenüberstehende Gruppen aufgeteilt:
  a) hin werfen, zurück rollen
  b) beide Gruppen werfen in beiden Richtungen in den Reifen

132

Die Mannschaft A wirft die Bälle oder Tücher in den Reifen. Die Mannschaft B versucht diese aus der Bahn wegzuschießen

133

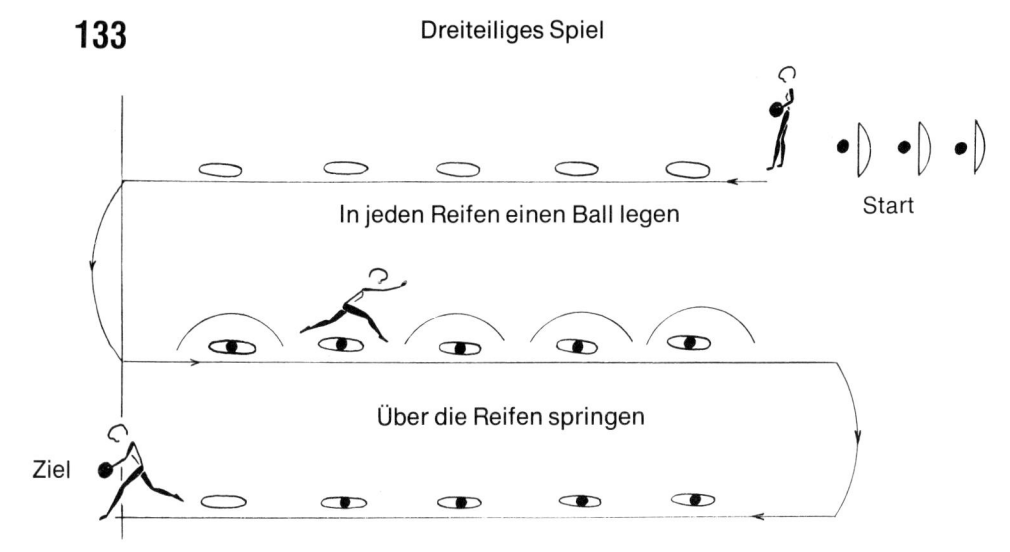

Dreiteiliges Spiel

Start

In jeden Reifen einen Ball legen

Über die Reifen springen

Ziel

Ins Ziel laufen und dabei die Bälle aus den Reifen holen

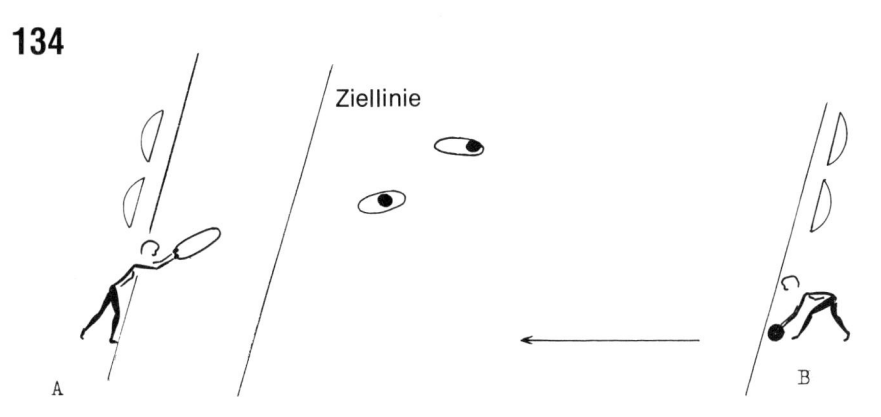

134

Ziellinie

A   B

„A" soll den Reifen über den rollenden Ball werfen, bevor dieser die Ziellinie erreicht

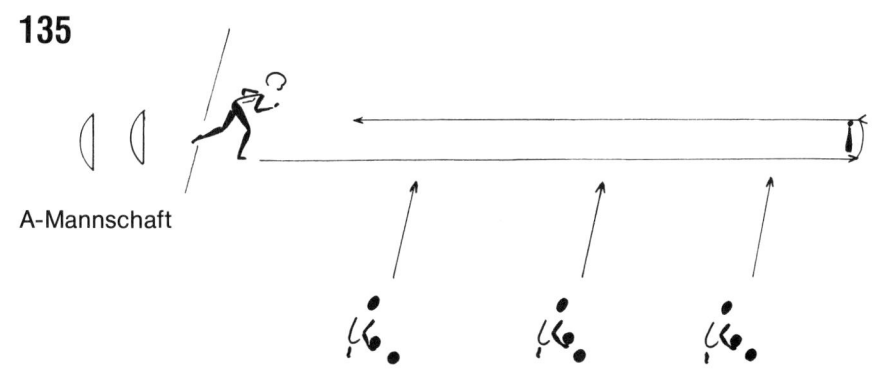

135

A-Mannschaft

B-Mannschaft versucht den Läufer zu berühren (= + Punkt)
– darf die Bälle nur rollen

136

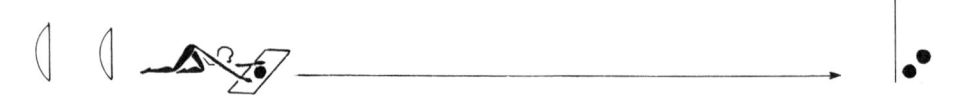

Im Ziel den Ball ablegen, mit dem Tuch zurücklaufen und es dem nächsten übergeben (Kriechkappen)

137

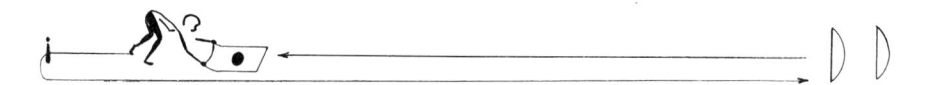

Das Tuch mit dem Ball rückwärts um die Keule nachziehen

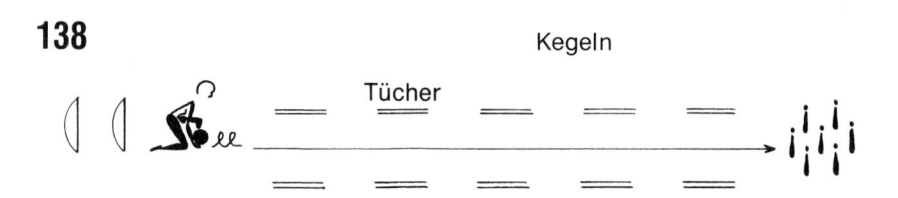

138

Kegeln
Tücher

Mit Tüchern die Bahn begrenzen, Keulen als Kegel aufstellen. Gefallene Kegel bedeuten Pluspunkte

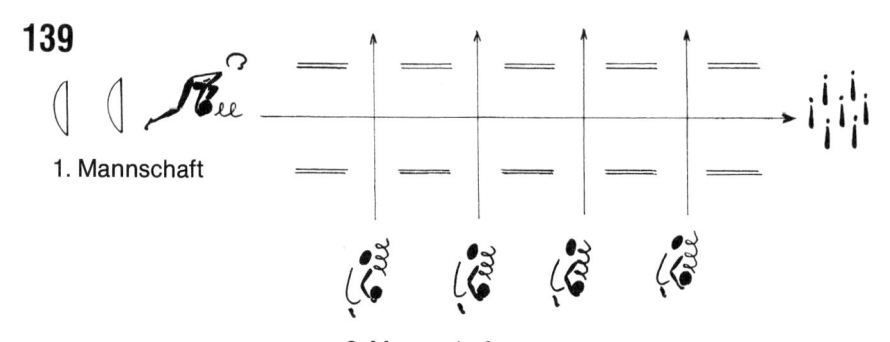

139

1. Mannschaft

2. Mannschaft
– versucht die Bälle der 1. Mannschaft aus der Bahn herauszuschießen

Spiele mit Handtüchern und Leintüchern

140

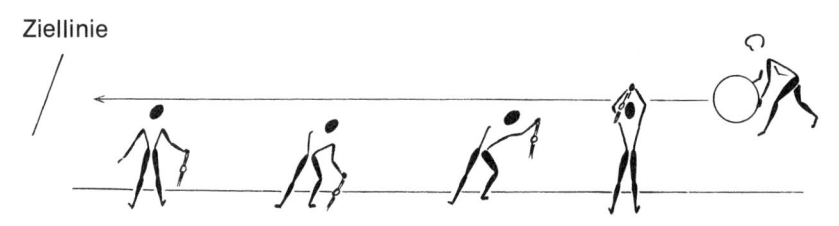

Ziellinie

Ein Spieler der gleichen Mannschaft rollt langsam den Ball, der nicht über die Ziellinie rollen darf. Die Treffer der Werfer zählen. Falls aber der Ball über die Ziellinie rollt, verliert die Mannschaft alles

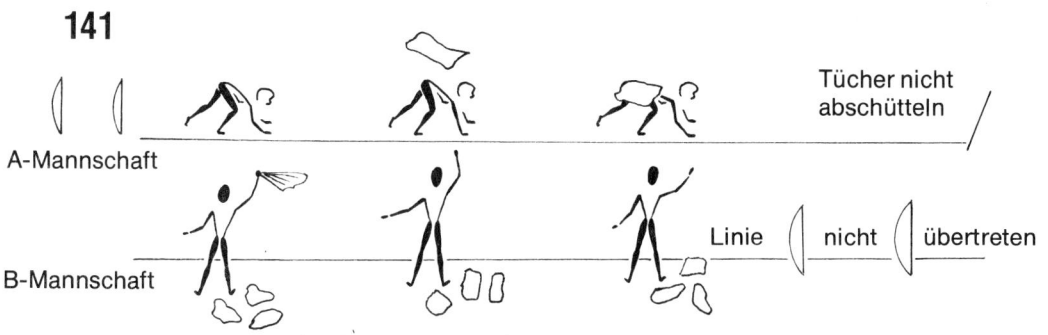

141

Tücher nicht abschütteln

A-Mannschaft

Linie nicht übertreten

B-Mannschaft

Ins Ziel gebrachte Tücher sind Pluspunkte der B-Mannschaft

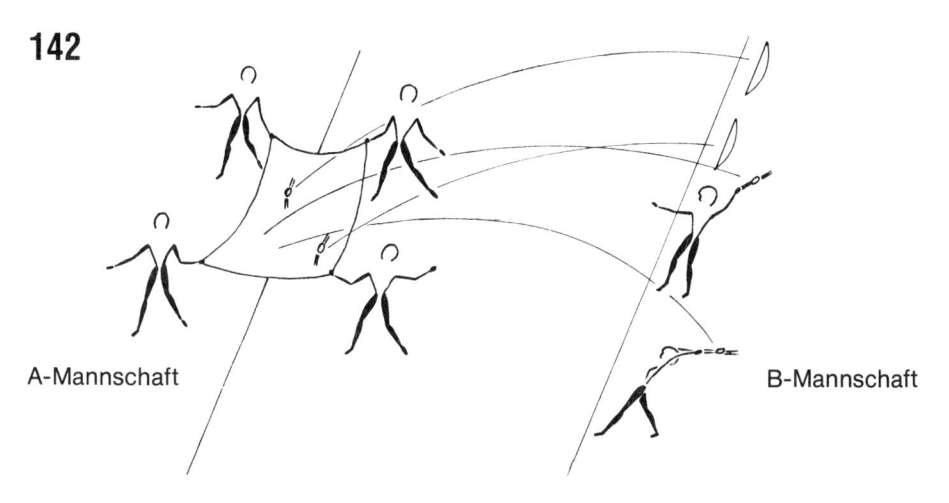

142

A-Mannschaft

B-Mannschaft

Falls die Spieler keine Angst vor geworfenen Bällen haben, kann auch mit Tennisbällen gespielt werden

143

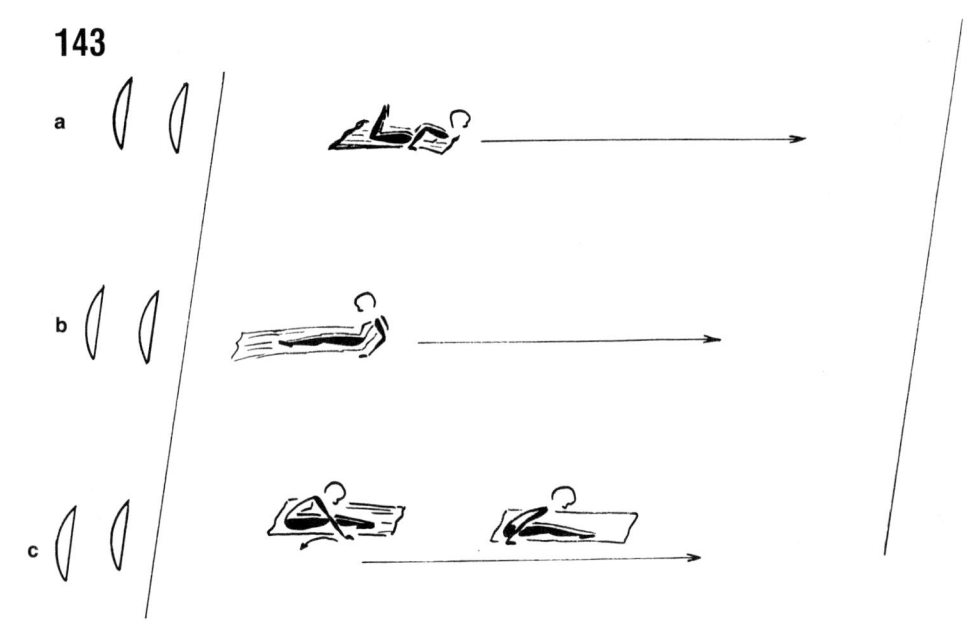

Falls das Rutschen auf dem Boden nicht möglich ist, kann man sich mit Bänken helfen. Man stellt zwei bis drei Bänke hintereinander, die breite Seite nach oben. Das Tuch ermöglicht besseres Gleiten

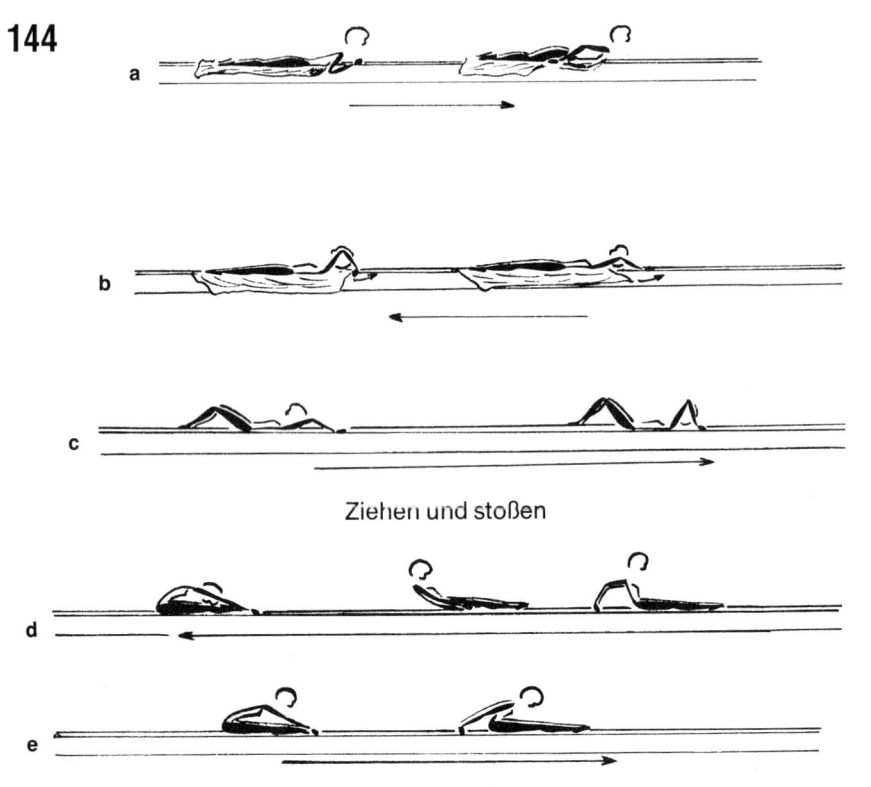

144

Ziehen und stoßen

Rückwärts, vorwärts. Hände bleiben am gleichen Ort, Rumpf wird durchgezogen

145

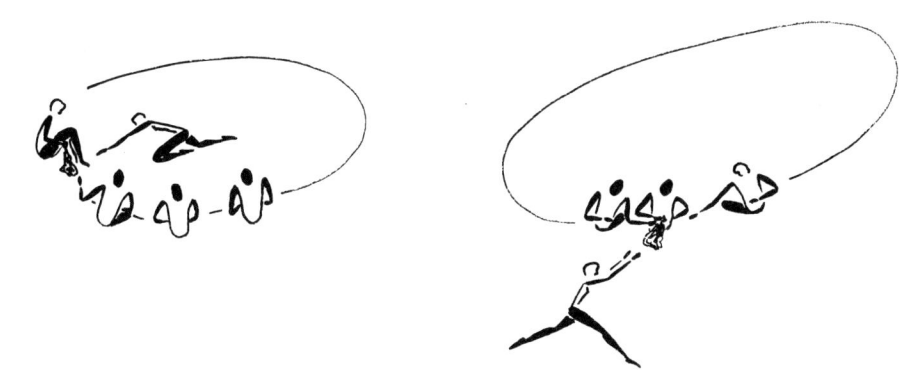

Alle sitzen im Kreis. Das Tuch wandert vom einen zum anderen unter den Beinen durch oder hinter dem Rücken. Wird es geschnappt, so muß derjenige in die Mitte, der als letzter das Tuch weiter geben wollte

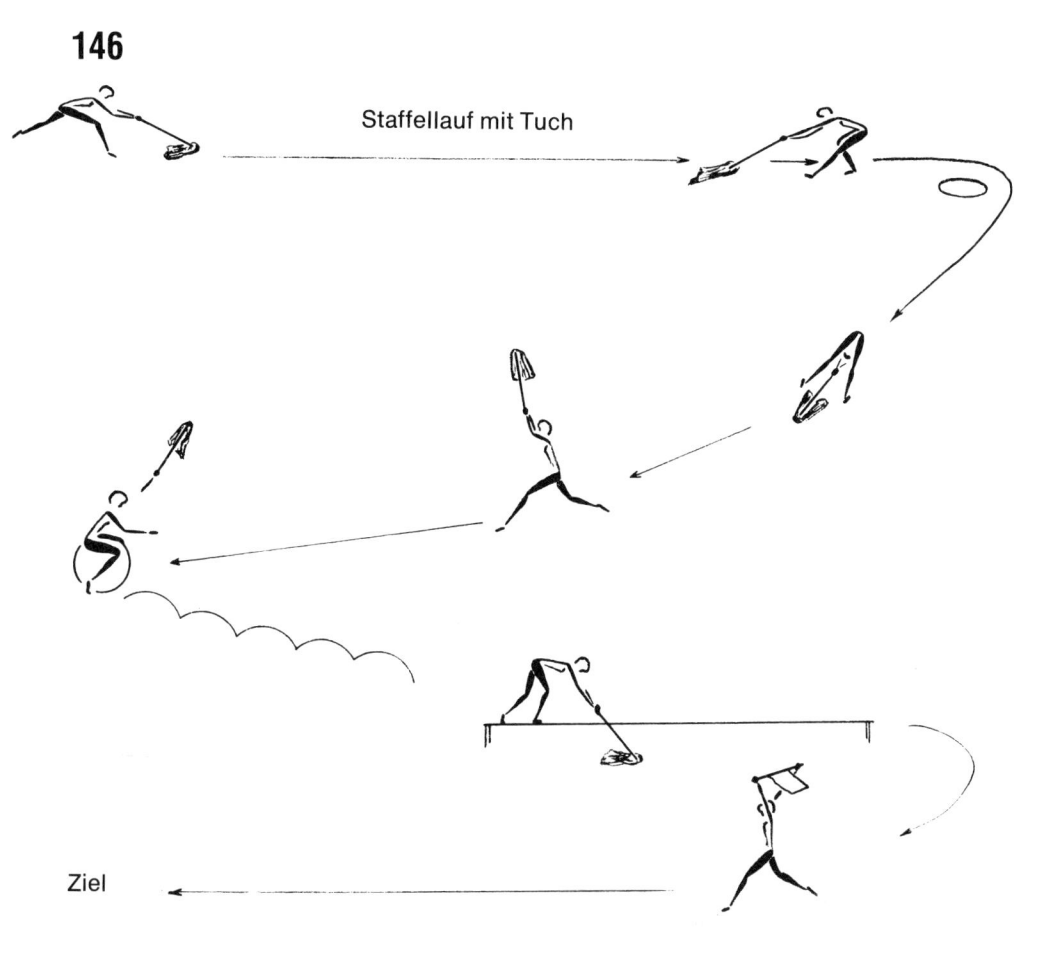

146

Staffellauf mit Tuch

Ziel

147

Ein Spieler transportiert alle seine Kameraden nacheinander ins Ziel. Er läuft jedesmal zurück um den nächsten zu holen

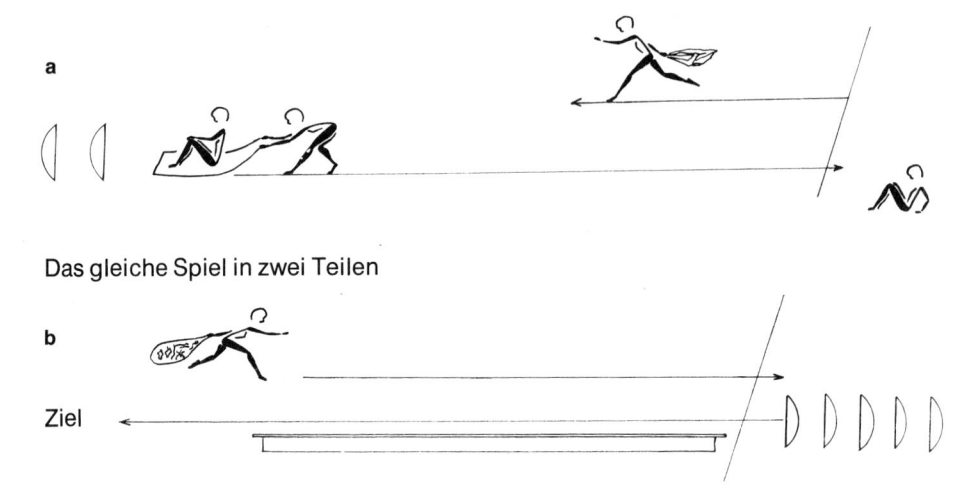

a

Das gleiche Spiel in zwei Teilen

b

Ziel

Alle ziehen vor dem Start ihre Socken und Turnschuhe aus, worauf sie barfuß transportiert werden. Nachdem alle am anderen Ufer sind, bringt der Läufer die ausgezogenen Sachen in einem Tuch hinüber (Socken und Schuhe nicht zusammengebunden). Im Ziel sucht jeder seine Sachen, zieht sie an. Die ganze Reihe läuft dann über die Bank zurück

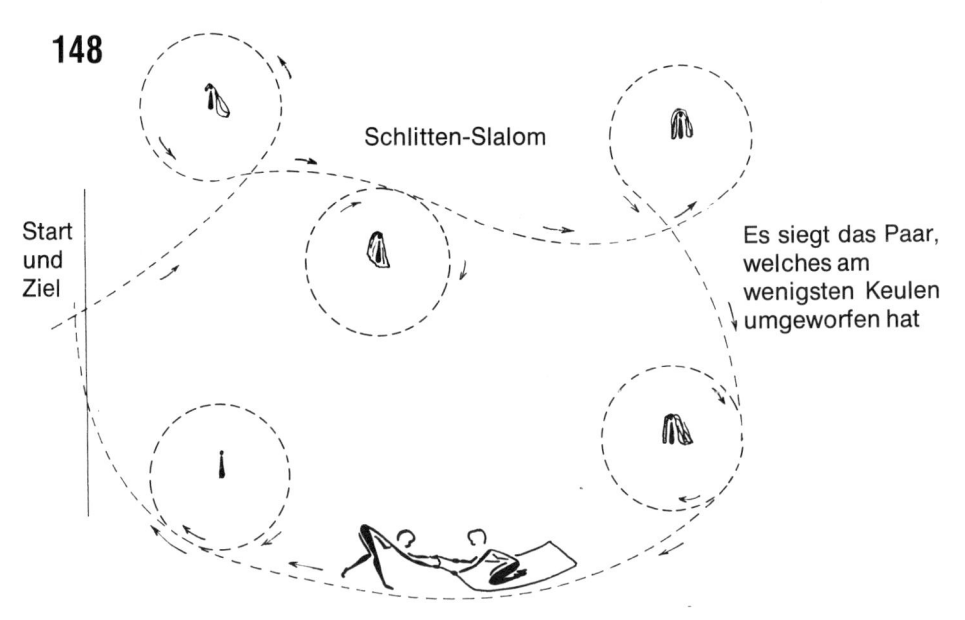

148

Schlitten-Slalom

Start und Ziel

Es siegt das Paar, welches am wenigsten Keulen umgeworfen hat

Der Kutscher muß das Tuch mit dem Passagier so nahe an den Keulen vorbeiziehen, daß letzterer auf jede Keule ein Tuch legen kann. Bei der zweiten Fahrt werden die Tücher wieder eingesammelt, wobei die Rollen vertauscht sind

„Dreier ohne Steuermann" (bis „Achter")

149

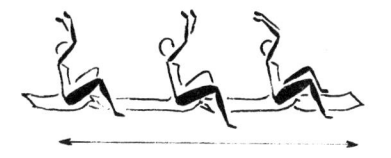

Alle sitzen auf einem Leintuch (oder auf zwei Leintüchern, die der Länge nach zusammengebunden sind), Füße außerhalb des Tuches. Einer gibt das Kommando.
Mit mächtigem Armschwung bewegt sich das Schiff vorwärts. Zurück dann genauso.

150

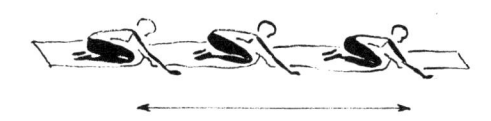

Alle knien auf dem Tuch, Hände außerhalb des Tuches. Mit Armstützen ziehen alle den Körper mit dem Tuch nach. Auf dem Rückweg stoßen sich alle weg und rutschen kniend zurück.

151

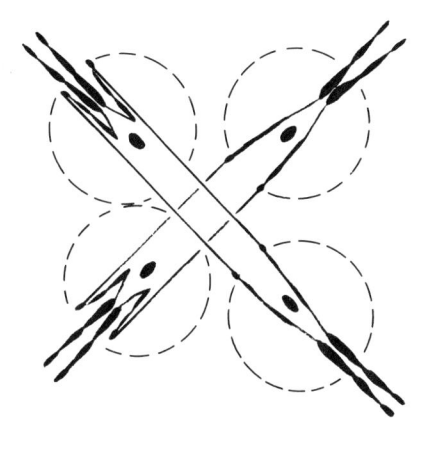

Gerade Spielerzahl und gleiche Tücherzahl. Alle liegen sternförmig in der Bauchlage in jeder Hand ein gefaltetes Ende des Leintuches (Rand der schmalen Seite).

Der Partner gegenüber hält das andere Ende des gleichen Tuches. Mit Kommando üben die Paare gleichzeitig eine Add- und Abduktion der Arme, indem sie kräftig ziehen oder nachgeben. Nach mehrmals wiederholter Ausführung der Übung drehen sich alle in gleicher Richtung in die Rückenlage und führen die gleiche Übung in der RL aus.

152

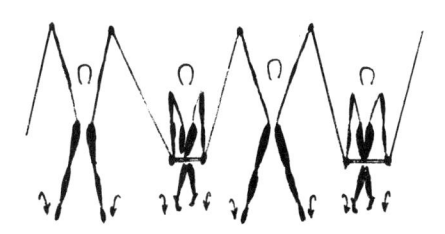

„Hampelmann"

Arm Ad- und Abduktion bis Elevation mit Springen verbunden.
Die gleiche Übung kann auch in Rücken-, Bauchlage oder Sitz ausgeführt werden

Gruppe: 4 bis 6 Personen

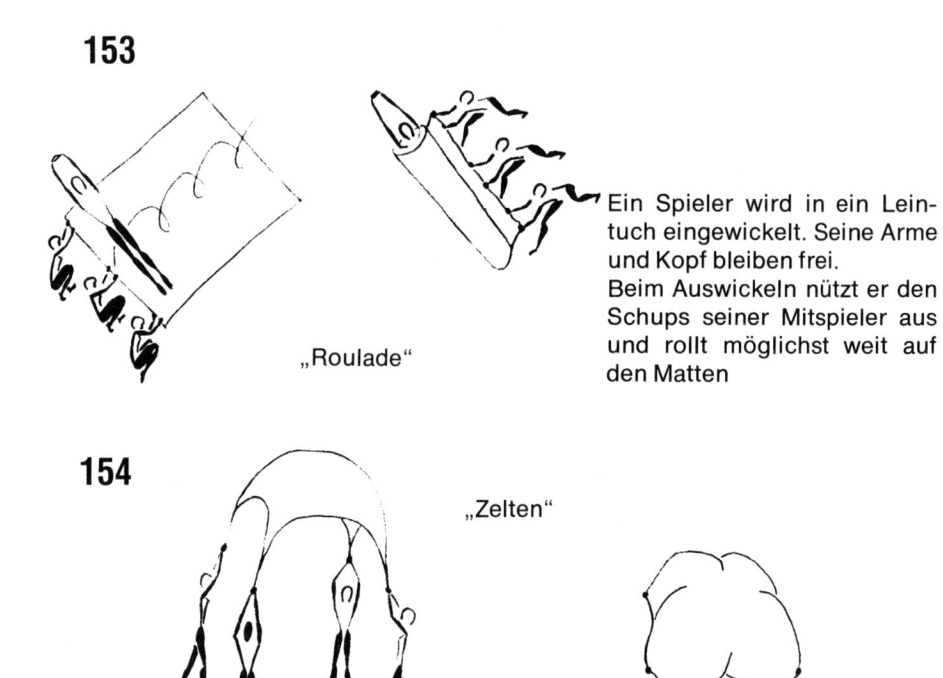

153

„Roulade"

Ein Spieler wird in ein Leintuch eingewickelt. Seine Arme und Kopf bleiben frei.
Beim Auswickeln nützt er den Schups seiner Mitspieler aus und rollt möglichst weit auf den Matten

154

„Zelten"

4–6 Spieler halten mit beiden Händen ein großes Leintuch an seinen Zipfeln (oder Rand). Mit Armschwung beulen sie das Tuch hoch auf, laufen zueinander in die Mitte, drehen sich um, hocken sich nieder (Rücken gegen Rücken) und decken sich mit dem Tuch ganz zu.
Mit Kommando stehen sie wieder auf, drehen sich und laufen auseinander.

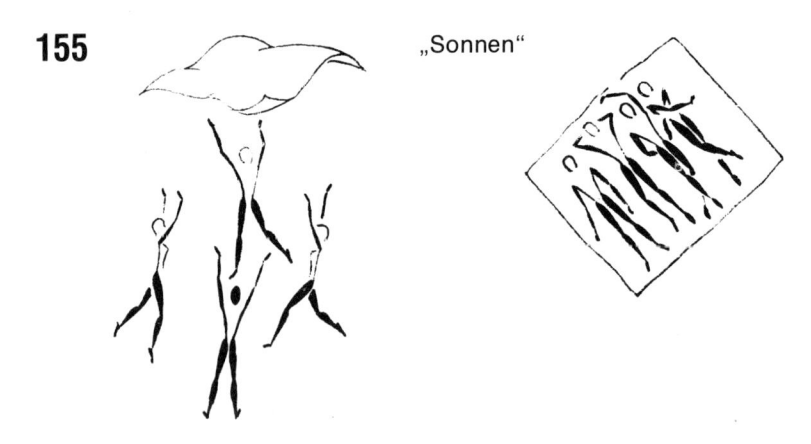

155

„Sonnen"

Leintuch hoch werfen, fangen, auf dem Boden ausbreiten, sich schnell hinlegen.
Alle müssen Platz auf dem Tuch haben.
Kommando: Auf dem Rücken sonnen. Auf dem Bauch sonnen. Versetzt liegen, usw.

Gruppe 4 Personen

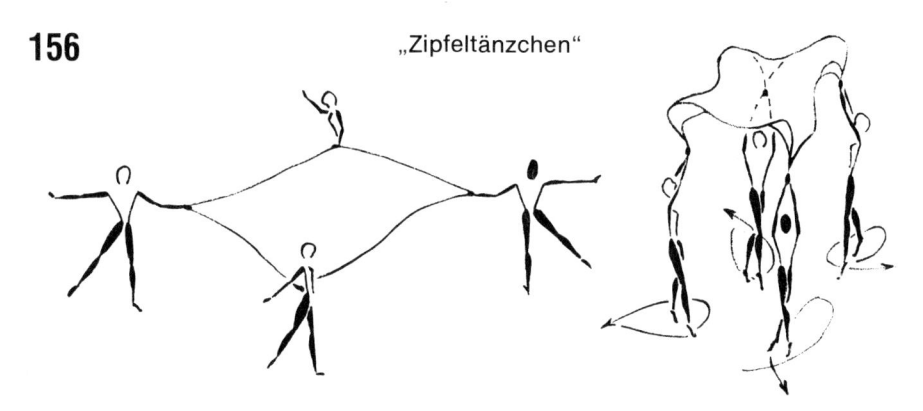

156 „Zipfeltänzchen"

Jeder Spieler hält einen Zipfel des Leintuchs mit der inneren Hand. Äußere Beine und Arme holen mit Abduktion zum Schwung aus – die Spieler drehen sich unter dem hoch aufgebeulten Tuch 1 × um und machen anschließend einen Schritt nach außen, damit das Tuch wieder leicht gespannt wird. Zwischen den Drehungen kann man Zwischenschritte einschalten.

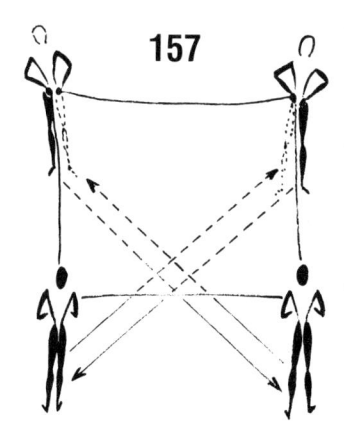

157

Jeder Spieler hält einen Tuchzipfel mit beiden Händen.
„A" läuft unter dem Tuch auf Platz „C", nachher „C" auf den Platz vom „A", dann „B" auf Platz „D" und zuletzt „D" auf den Platz vom „B". Das Tuch formt sich zum Kreuz.
Falls das Tuch groß genug ist, wickeln sich die Spieler zur Mitte mit Drehungen ein.
Dann wickeln sie sich wieder auf und laufen in der umgekehrten Reihenfolge auf ihre ursprünglichen Plätze zurück. Damit breitet sich das Tuch wieder aus.

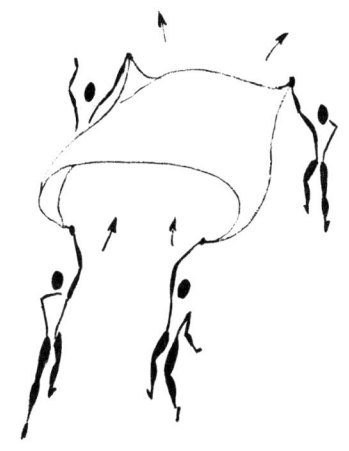

158

4 Spieler halten die Tuchzipfel mit ihren inneren Händen (Arme in Elevation). Die 2 hinteren beulen das Tuch mit großem Armkreis und laufen untendurch nach vorne. Die Gruppe bewegt sich mit jedem Durchlaufen vorwärts

Variation: das hintere Paar läuft zuerst vorwärts und sofort wieder rückwärts zurück, das vordere Paar zuerst rückwärts und sofort wieder vorwärts zurück. So bleibt die Gruppe am gleichen Ort

Leintücher, Gummi- oder Springseile

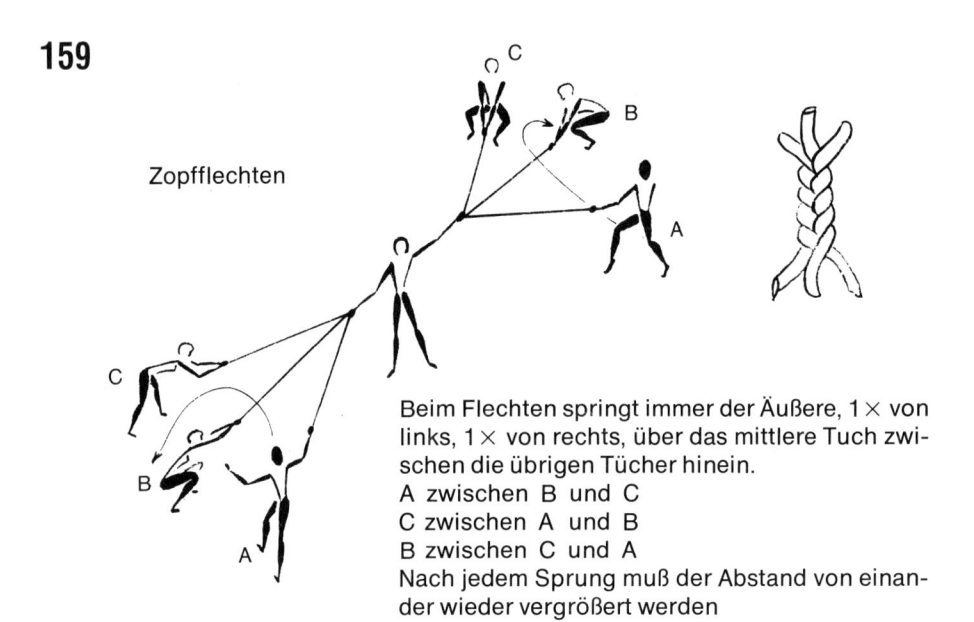

159

Zopfflechten

Beim Flechten springt immer der Äußere, 1 × von links, 1 × von rechts, über das mittlere Tuch zwischen die übrigen Tücher hinein.
A zwischen B und C
C zwischen A und B
B zwischen C und A
Nach jedem Sprung muß der Abstand von einander wieder vergrößert werden

Beim Ausflechten springt immer der Mittlere heraus

160

AS: geschlossener Kreis – alle rechten Arme über den linken gekreuzt. In jeder Hand ein Tuch oder Seil vom Nachbarn.
Varianten:
a) Gesichter zur Mitte
b) Rücken zur Mitte
c) hintereinander in der Kreisrichtung

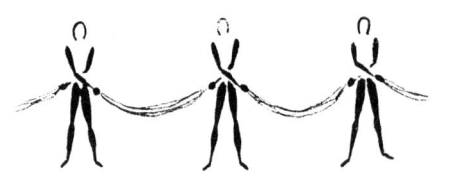

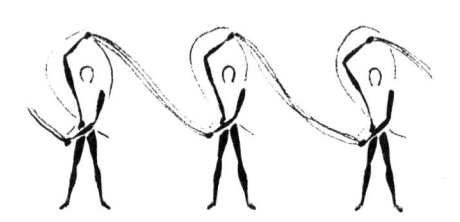

Rechte Arme beschreiben einen großen Kreis (horizontale Adduktion – Elevation, Abduktion, Retroversion mit Innenrotation)
Linke Arme beschreiben anschließend den gleichen Kreis, so daß die Arme nachher hinter dem Rücken gekreuzt werden.
Zurück: linke Arme Kreis zurück
rechte Arme Kreis zurück – in die Ausgangsstellung

161

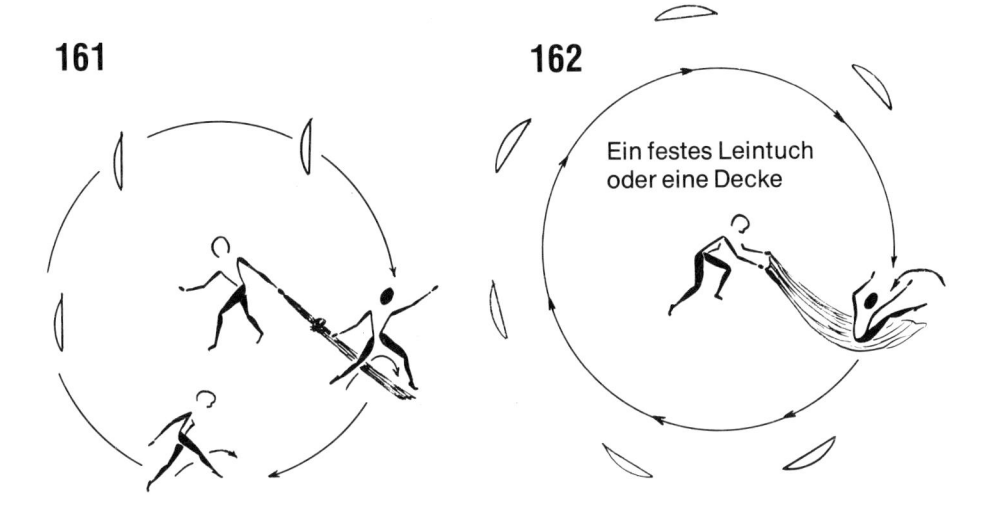

Das Tuch muß auf dem Boden kreisen

162

Ein festes Leintuch oder eine Decke

Der Spieler versucht auf dem Tuch mitzufahren

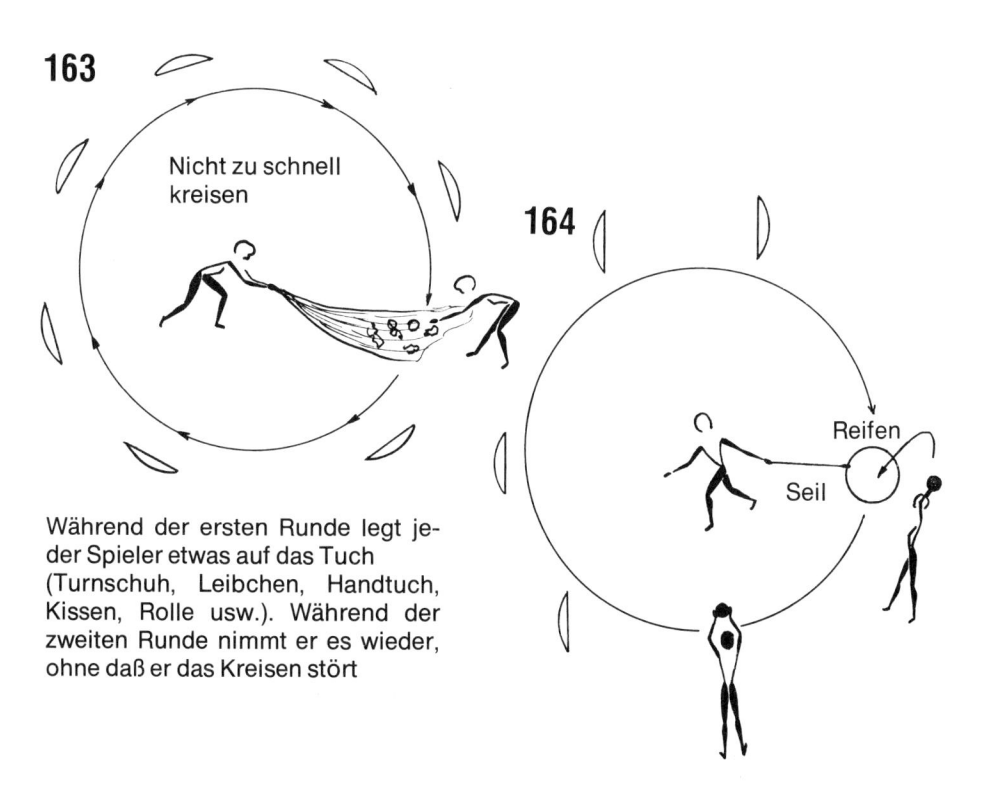

163

Nicht zu schnell kreisen

Während der ersten Runde legt jeder Spieler etwas auf das Tuch (Turnschuh, Leibchen, Handtuch, Kissen, Rolle usw.). Während der zweiten Runde nimmt er es wieder, ohne daß er das Kreisen stört

164

Reifen
Seil

Die Spieler versuchen, den Ball in den Reifen zu werfen

165

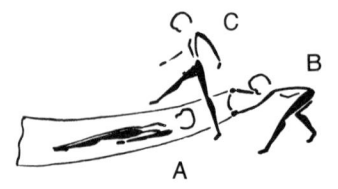

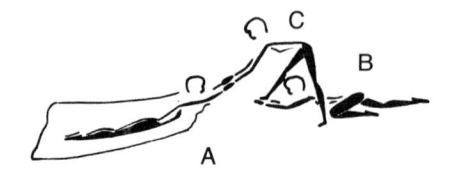

„A" ist verletzt und liegt in Bauch- oder Rückenlage auf dem Tuch.
„B" zieht am Tuch, muß aber zuerst selber unter „C" durchkriechen.
Dieser kann auch helfen, indem er die Zipfel des Tuches, oder die Hände des Verletzten faßt. Im Ziel wechseln die Rollen.
Es können weitere Variationen beim Transport verlangt werden, jedoch soll nicht die Schnelligkeit wichtig sein, sondern der schonende Transport

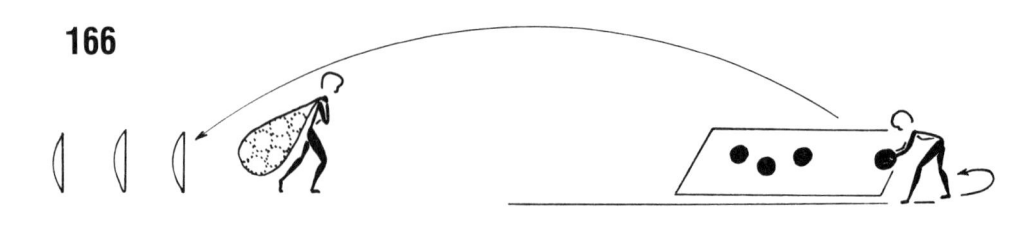

166

Die Spieler legen alle ihre Bälle in ein Leintuch. Der erste bringt sie hinter die Ziellinie, macht das Tuch auf, wirft die Bälle den Spielern zurück und bringt dann das Tuch sofort zum Start zurück. Die gefangenen Bälle werden wieder eingepackt und der zweite wiederholt die Aufgabe

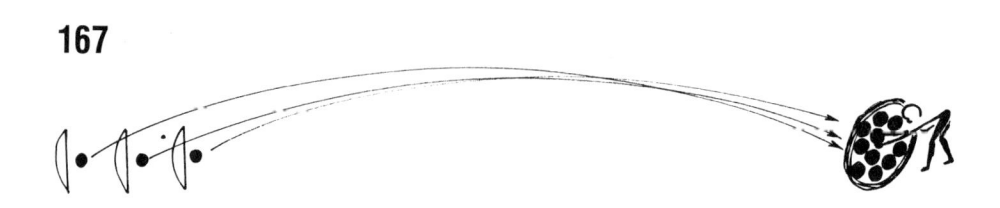

167

Alle Spieler haben einen Gymnastikball, bis auf den ersten, der dafür ein Leintuch in der Hand hält. Er startet, läuft auf die andere Seite, formt einen Ring aus dem Leintuch, fängt alle Bälle der anderen Spieler auf, legt sie in den Ring und stapelt sie so aufeinander, daß eine Pyramide entsteht. Erst wenn die Pyramide steht, laufen alle Werfer zu den Bällen. Der nächste läuft mit dem Leintuch wieder zurück, usw., bis alle eine Pyramide gebaut haben

168

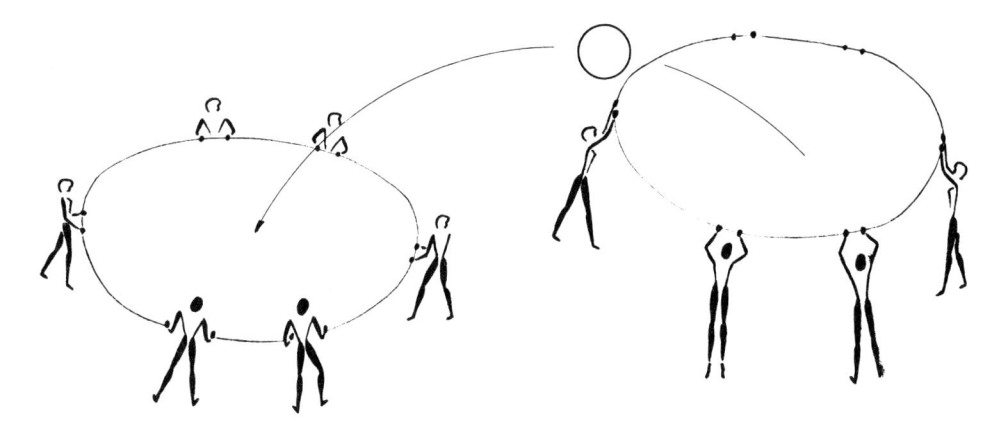

Varianten:
(2her)
– große Hüpfbälle gleichzeitig in eine Richtung werfen.
– Hüpfbälle in die Gegenrichtung werfen
– einen Hüpfball und einen kleineren Ball in die Gegenrichtung werden (der kleine fliegt höher)
– mehrere kleine Bälle (Tennisbälle) werfen

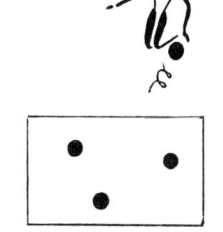

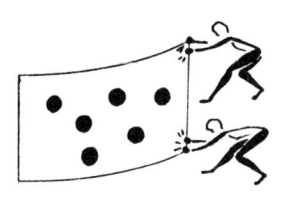

169

Stafette:
1. einen großen Hüpfball, oder 2–4 kleinere Bälle, oder mehrere Tennisbälle auf das ausgebreitete Tuch so rollen, daß diese nicht über den Rand wegrollen
2. Das Tuch mit den Bällen behutsam hinter die Ziellinie ziehen.
Jeder Ball, der dabei herausrollt gibt einen Minuspunkt

170

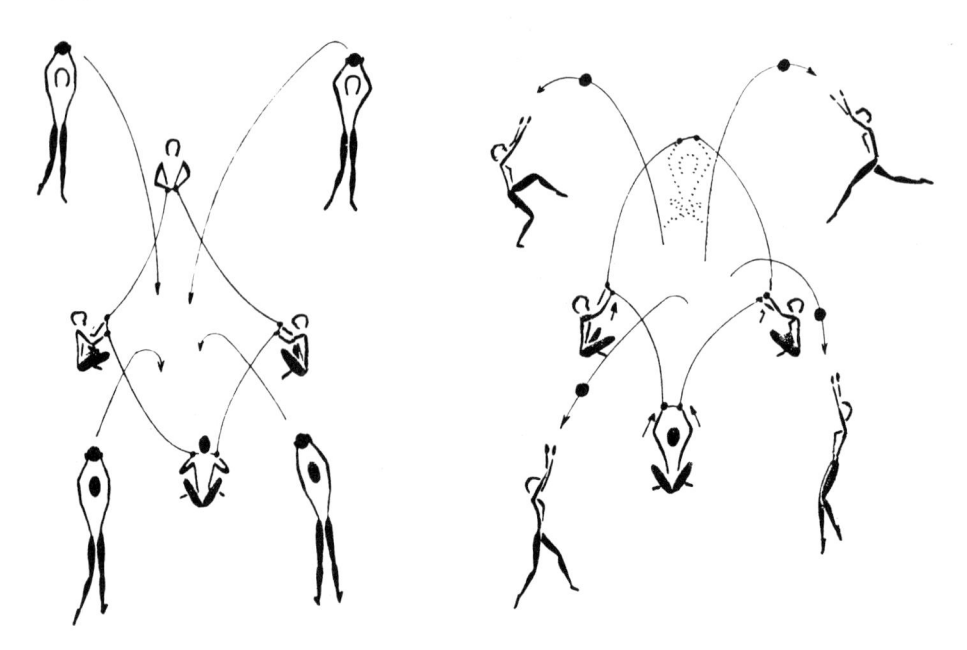

Gymnastikbälle ins lockere Leintuch werfen, dann mit dem Spannen des Tuches die Bälle herauswerfen und sie auffangen

171

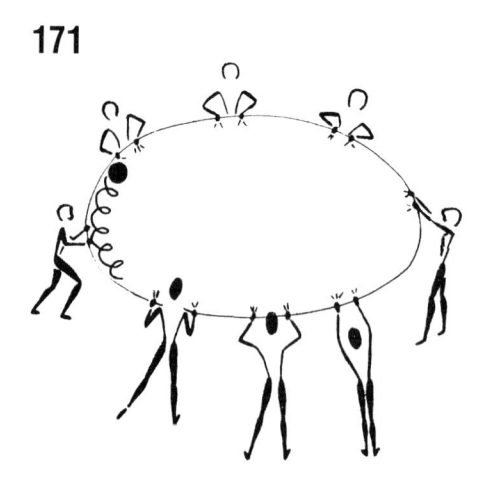

Auf gespanntem Tuch den Ball in verschiedene Richtungen zum Rollen bringen, ohne daß dieser über den Rand wegrollt

Durch Spannen und Lockerlassen des Tuches mehrere kleine Bälle zum Springen bringen

172

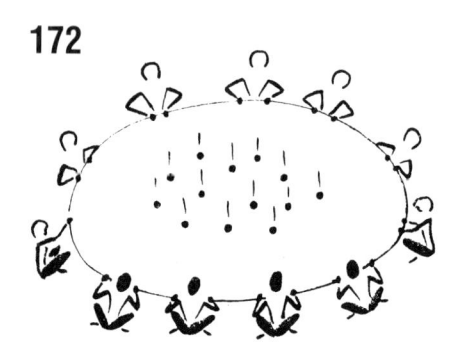

Das gleiche mit einem großen Hüpfball

173

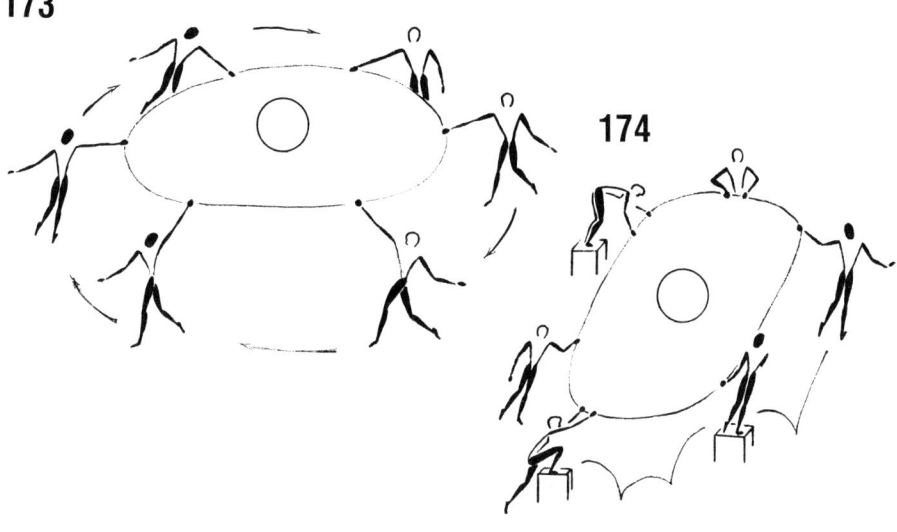

174

Der große Ball liegt auf einem gespannten Leintuch. Er soll nicht wegrollen und das Tuch darf den Boden nicht berühren

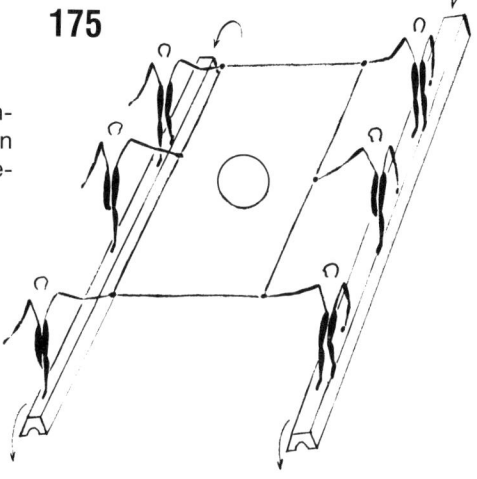

175

176

Flucht mit Seil

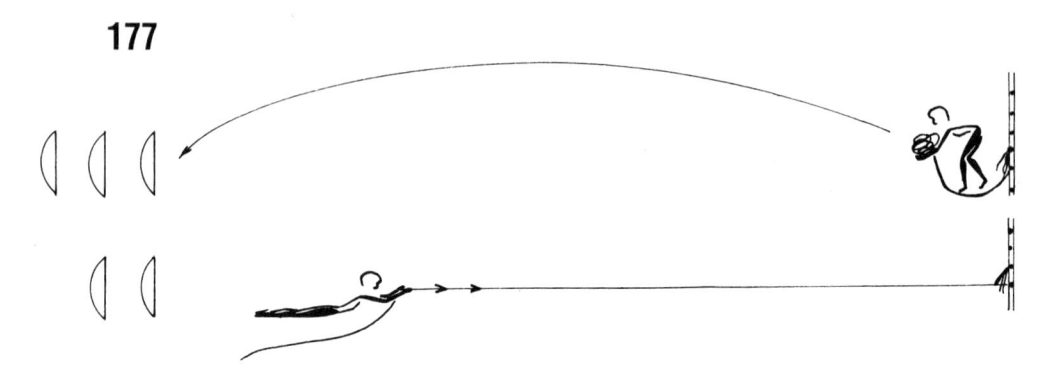

177

Der erste läuft mit mehreren Seilen zur Sprossenwand, wo er sie zusammenbindet und mit einem Ende befestigt. Dann wirft er das Seil zurück. Die Kameraden ziehen sich dann zur Sprossenwand. Am Schluß wird das Seil nachgezogen

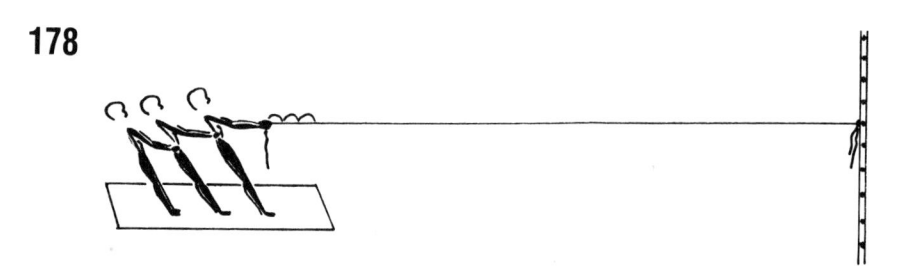

178

Damit die Matte auf dem Boden gleitet, wird sie mit einem Leintuch überzogen

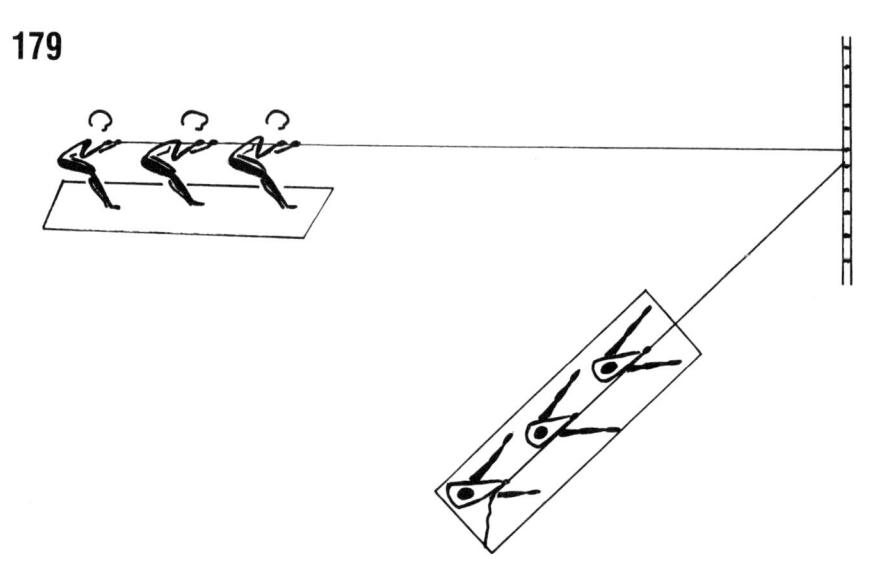

179

Spiele mit Reifen

180

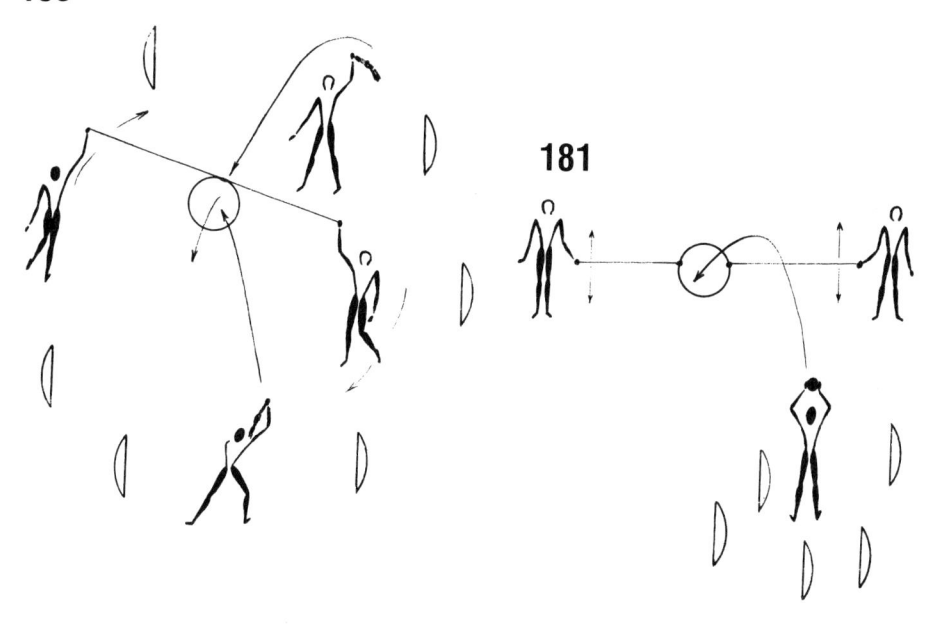

181

182

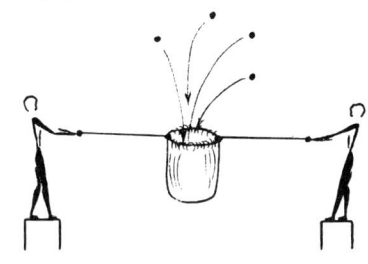

183

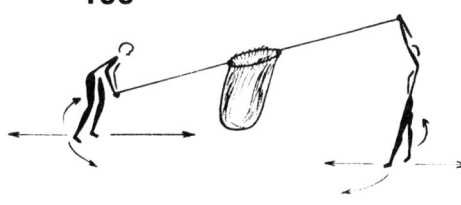

Ein Leintuch so über den Reifen legen, daß ein Sack entsteht

184

Sack ohne Boden.
Drei Minuten lang Tuchbälle hineinwerfen, sofort wieder holen und werfen

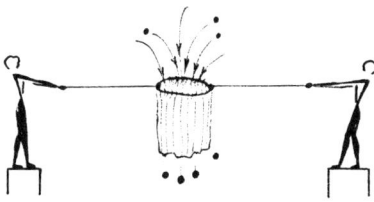

185

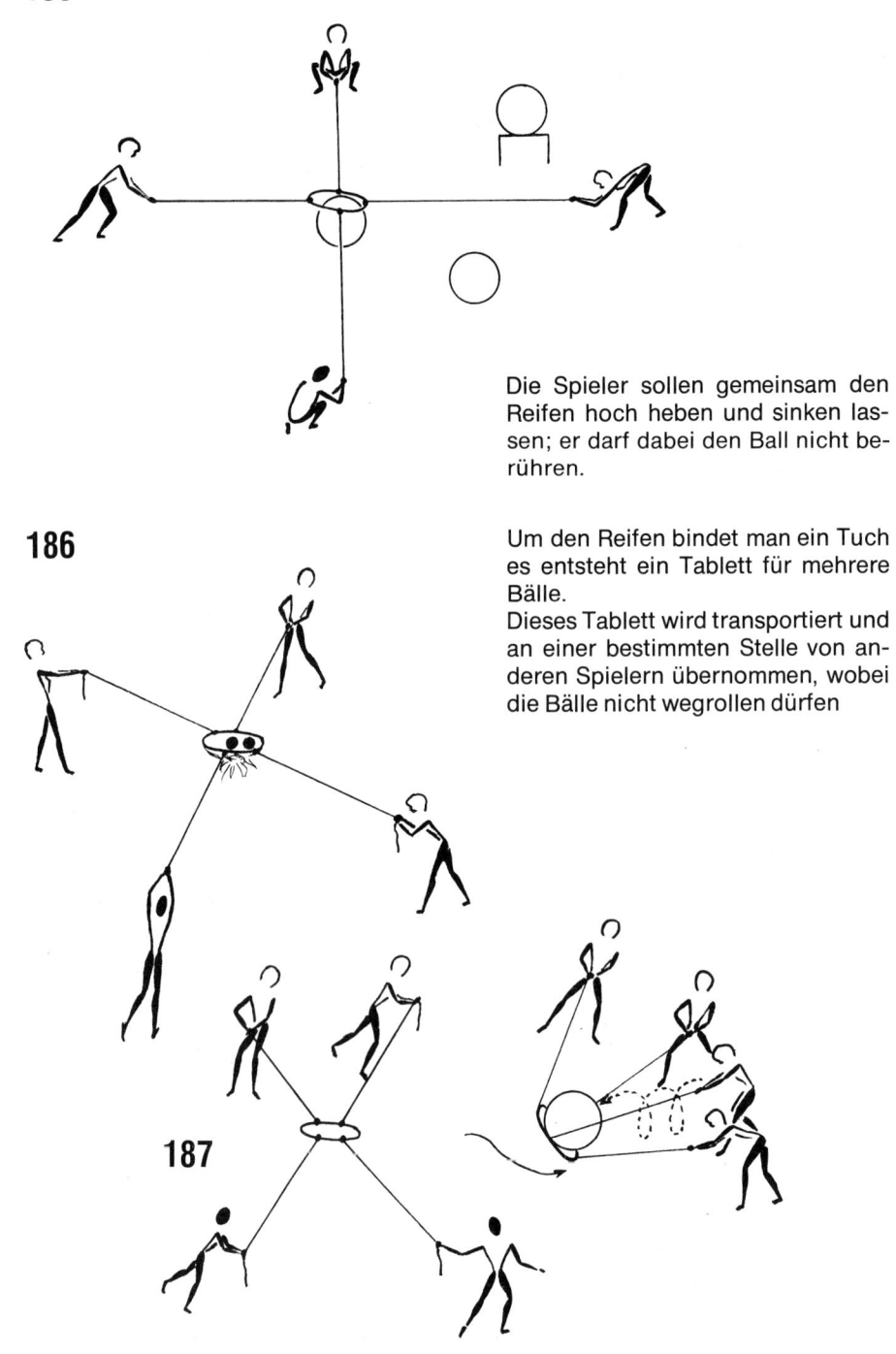

Die Spieler sollen gemeinsam den Reifen hoch heben und sinken lassen; er darf dabei den Ball nicht berühren.

186

Um den Reifen bindet man ein Tuch es entsteht ein Tablett für mehrere Bälle.
Dieses Tablett wird transportiert und an einer bestimmten Stelle von anderen Spielern übernommen, wobei die Bälle nicht wegrollen dürfen

187

Ein großer, langsam rollender Ball wird auf den Reifen aufgeladen, wobei weder der Ball noch der Reifen berührt werden dürfen. Ist der Ball kleiner als der Reifen, so muß letzterer mit einem Tuch überzogen werden

188

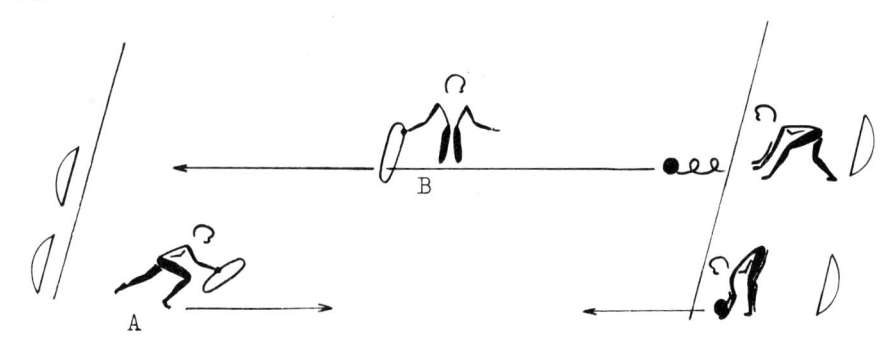

A (B) kommt mit einem Reifen dem rollenden Ball entgegen und stellt ihn so in die Bahn des Balles, daß dieser hindurchrollt

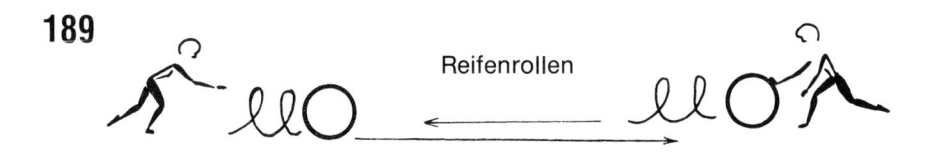

189

Reifenrollen

Jeder Spieler macht einen Schritt nach rechts und von dort rollt er

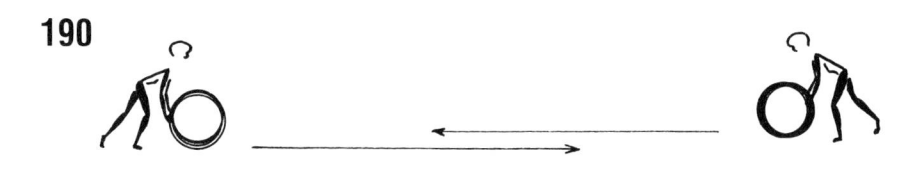

190

Zwei Reifen dicht zusammen rollen

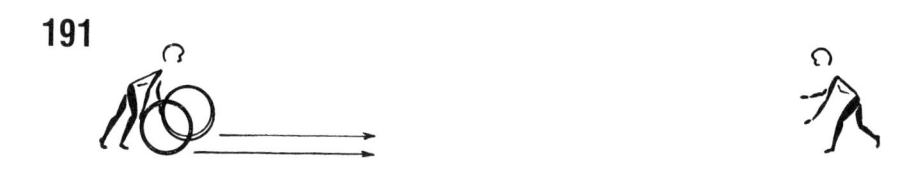

191

In jeder Hand einen Reifen – beide gleichzeitig rollen

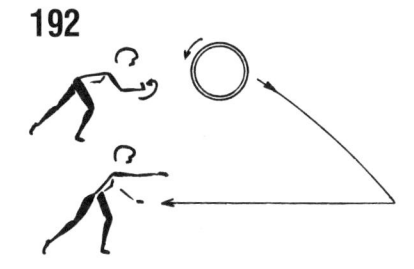

192

„Reifenbumerang"

Der Reifen wird niedrig über dem Boden geworfen, wobei er kurz vor dem Wurf eine Rückwärtsdrehung erhält. Diese wird durch eine kräftige Radialduktion der Hand erreicht. Nachdem der Reifen den Boden berührt hat, rollt er zum Werfer zurück; wird aber vom Partner gefangen

Kreis oder Reihe

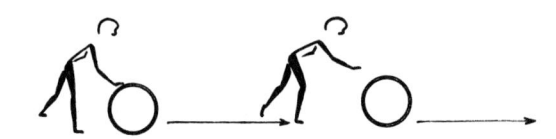

193

Nach Kommando dem Vorder- oder Hintermann zurollen. Die Richtungen unregelmäßig wechseln

194

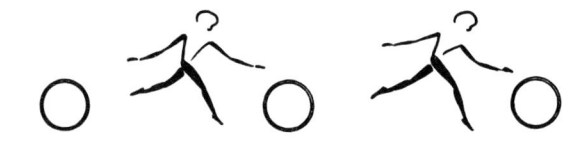

Nach Kommando den eigenen Reifen verlassen und den Reifen vorne oder hinten (links oder rechts) fangen

195

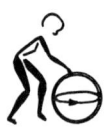

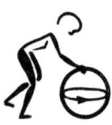

Die Spieler bringen die Reifen zum Drehen um die vertikale Achse. Wenn das Drehen langsamer wird, bekommen die Reifen einen neuen Schwung. Die Spieler laufen dabei von einem Reifen zum andern

196

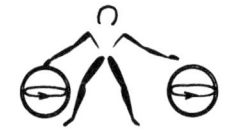

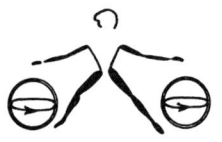

Jeder Spieler dreht zwei Reifen. Nach Kommando wechselt er um einen Reifen nach links (rechts)

Kreis, Reihe oder Stafette

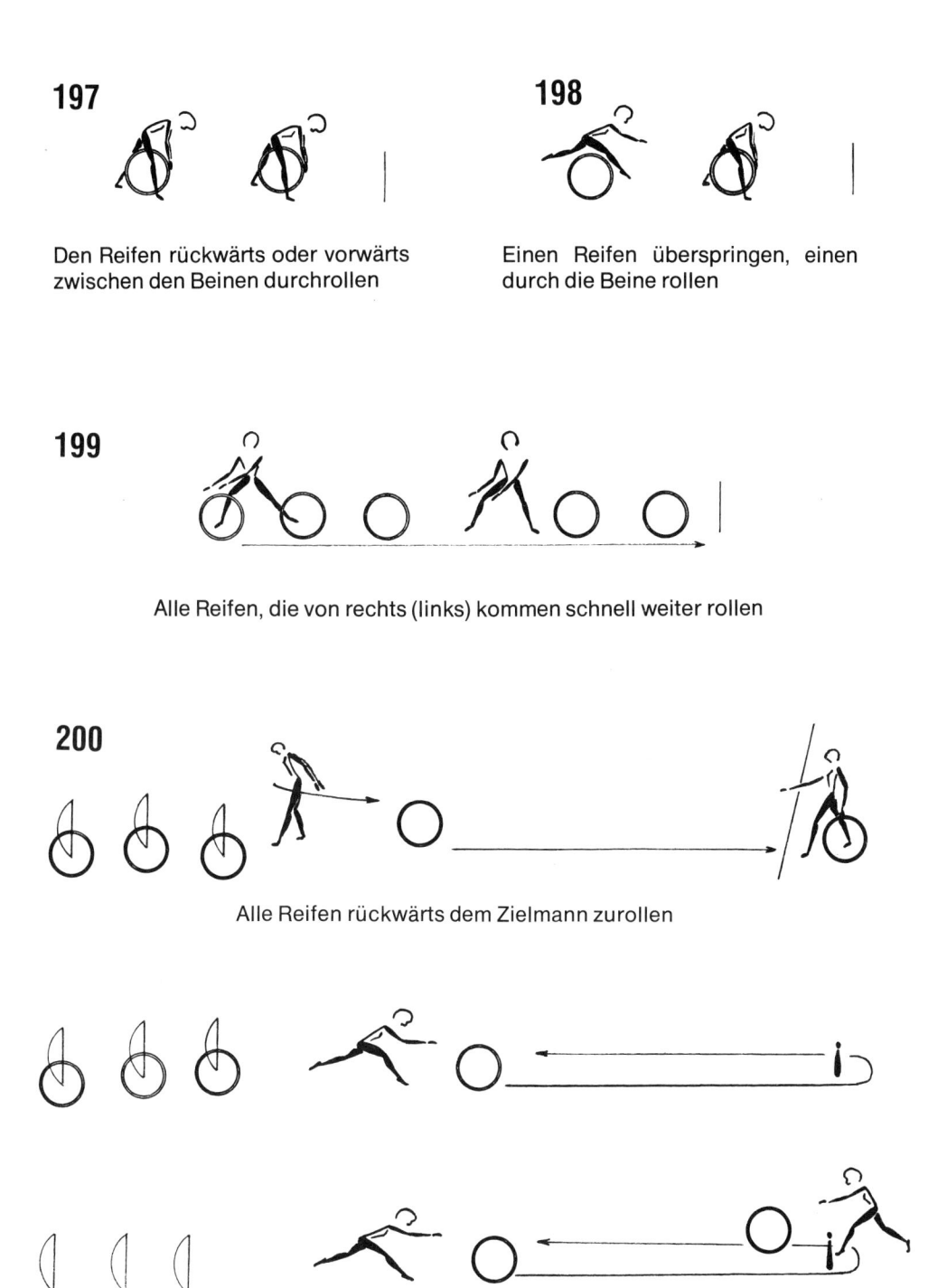

197 Den Reifen rückwärts oder vorwärts zwischen den Beinen durchrollen

198 Einen Reifen überspringen, einen durch die Beine rollen

199 Alle Reifen, die von rechts (links) kommen schnell weiter rollen

200 Alle Reifen rückwärts dem Zielmann zurollen

Auf dem Hinweg dem Reifen nachlaufen und diesen dann dem nächsten zurollen

Spiele mit Hüpfbällen

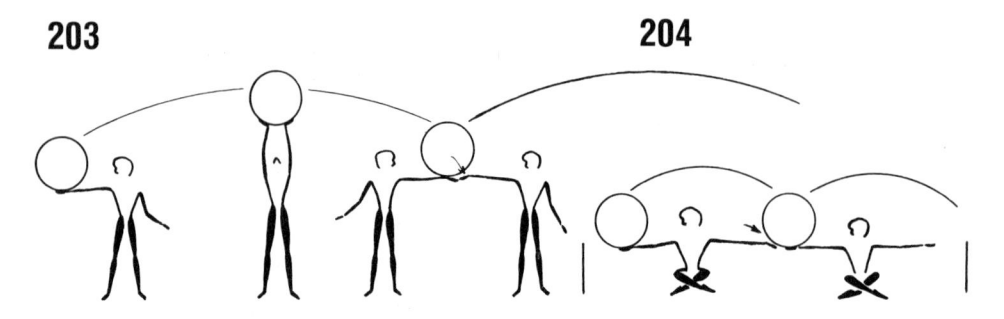

203 **204**

Der große Hüpfball wird auf der Handfläche (oder auf den gespreizten Fingern) balanciert

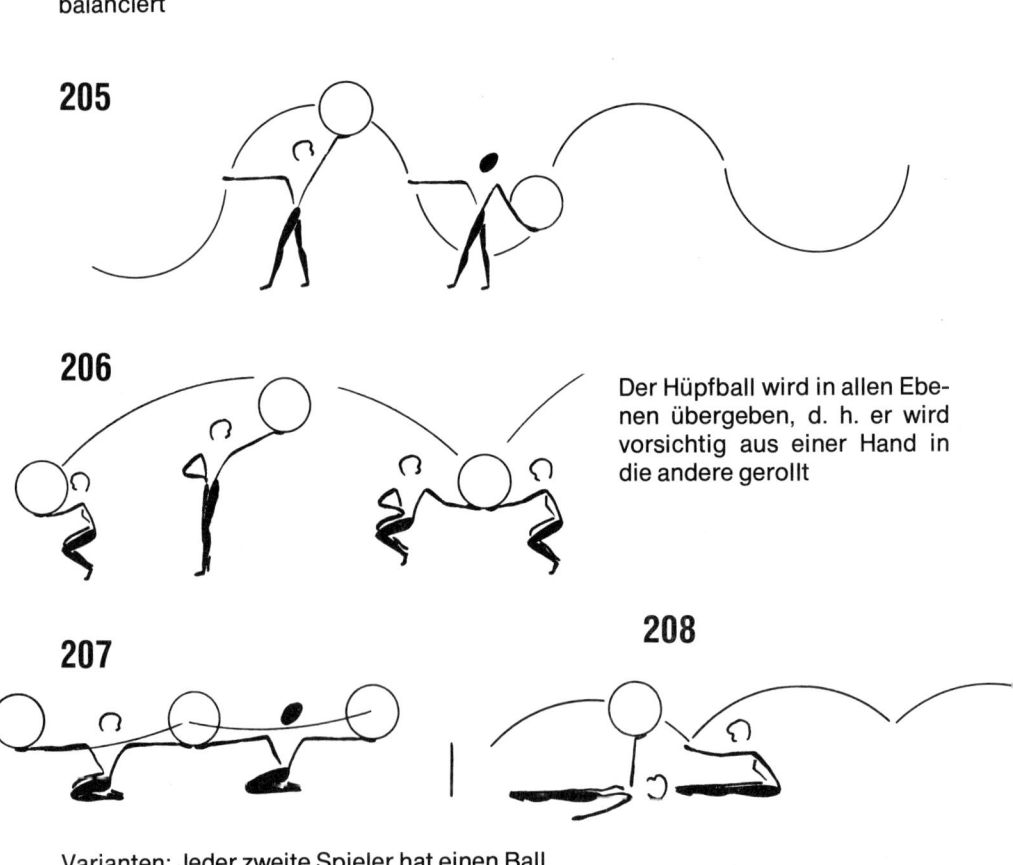

205

206

Der Hüpfball wird in allen Ebenen übergeben, d. h. er wird vorsichtig aus einer Hand in die andere gerollt

207 **208**

Varianten: Jeder zweite Spieler hat einen Ball
          Jeder Spieler hat einen Ball
Varianten des Übergebens: Untendurch, obendurch, horizontal,
               mit Beschreibung eines ganzen oder halben Kreises

Geschickte Spieler versuchen gleichzeitig in jeder Hand einen Ball zu balancieren und sogar mit den Bällen zu gehen.
Falls kleinere Bälle balanciert werden, dürfen diese nicht mit den Fingern gehalten werden; die Finger sollen nicht in den Ball gedrückt werden

209

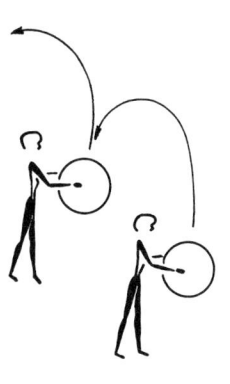

Kreis

Jeder Spieler hat einen großen Ball (Hüpfball)
Das Spiel wird nur nach Kommando durchgeführt, denn es müssen immer alle gleichzeitig werfen, prellen oder rollen.
a) jeder wirft seinen Ball über den Kopf dem hinteren zu

210

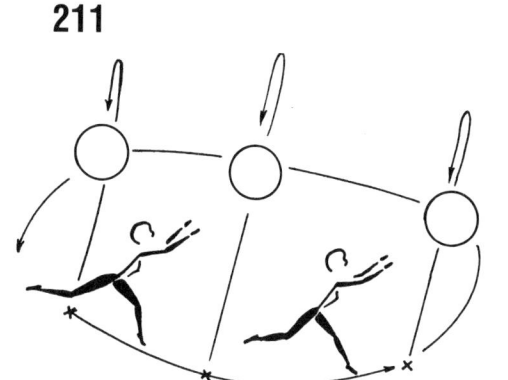

b) jeder rollt den Ball durch die Beine (rückwärts, vorwärts)
c) abwechselnd rollen und werfen

211

Kreis

Jeder hat einen Ball
Auf Kommando werfen alle gleichzeitig senkrecht vor sich hoch, laufen sofort vorwärts und fangen den Ball vom vorderen auf

212

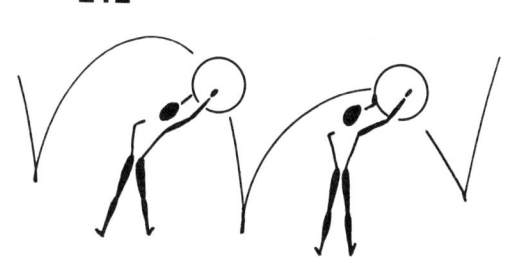

Kreis

Andere Spielvarianten:
- Prellen und fangen in angegebener Richtung (Tempo steigern)
- Gleichzeitig werfen (Richtung wechseln)
- Rollen (links, rechts – wechseln)
- Nach rechts werfen, nach links rollen
- Rechts prellen, links rollen
- 3× nach rechts rollen
  1× nach links werfen usw.
- 2× vor sich prellen
  1× rechts
  3× links
- zusätzlich mit Drehungen (linksherum, rechtsherum) usw.

213

Keine Bälle

Jeder trägt einen großen Ball

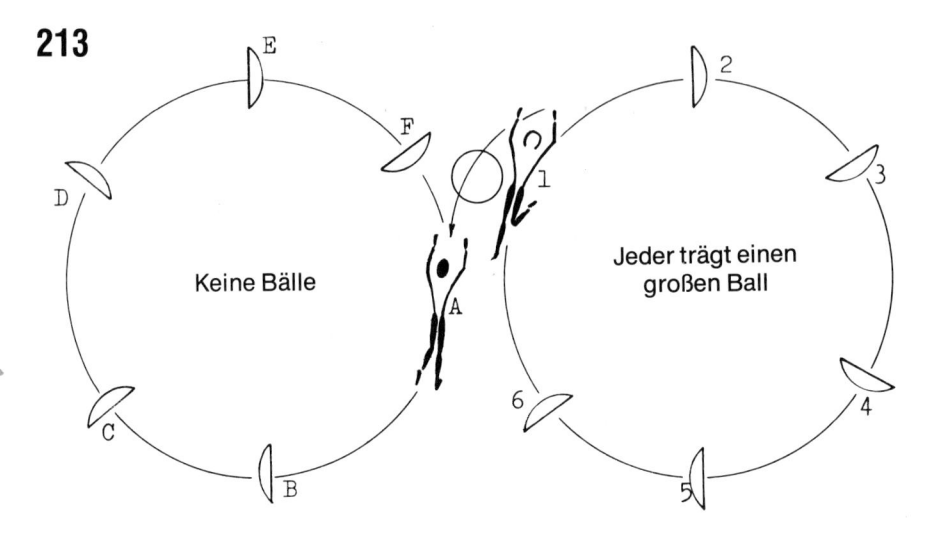

Zwei Kreise

Alle Spieler laufen in gleicher Richtung. Beim Kreuzen zwischen den Kreisen wirft „1" dem „A" den Ball zu, „2" dem „B" usw., sodaß am Schluß alle „Buchstaben" Bälle haben und die „Nummern" keine.

Varianten:
- Das gleiche mit Rollen oder Prellen der Bälle beim Kreuzen.
- „Nummern" prellen, „Buchstaben" werfen.
- Alle „Buchstaben" und alle „Nummern" haben einen Ball. Beim Kreuzen werden die Bälle getauscht („A" und „1") mit Werfen, Rollen, Prellen.
- „Buchstaben" laufen rückwärts; beim Kreuzen wirft „A" den Ball über den Kopf dem „1" zu („Nummern" ohne Bälle).
- Wechsel mit Rollen.
- Laufrichtung der Kreise nach Kommando ändern, Tempo steigern

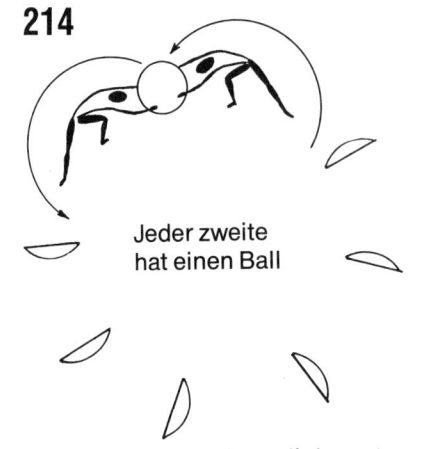

214

Jeder zweite hat einen Ball

Jeder holt den Ball von links unten, richtet sich auf, beschreibt einen großen Bogen in der frontalen Ebene und legt ihn dem Partner rechts vor den linken Fuß.
Alle spielen nach Kommando

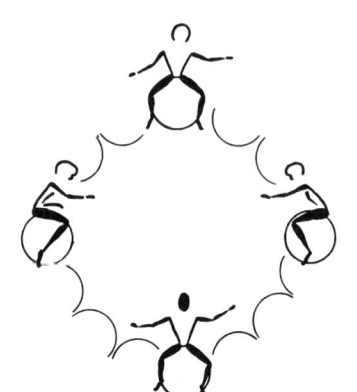

215

Alle Spieler hüpfen im Kreis.
Nach genügend Übung fassen sie sich an den Händen und wechseln nach Kommando die Richtung. Später hüpfen sie mit Drehung

216

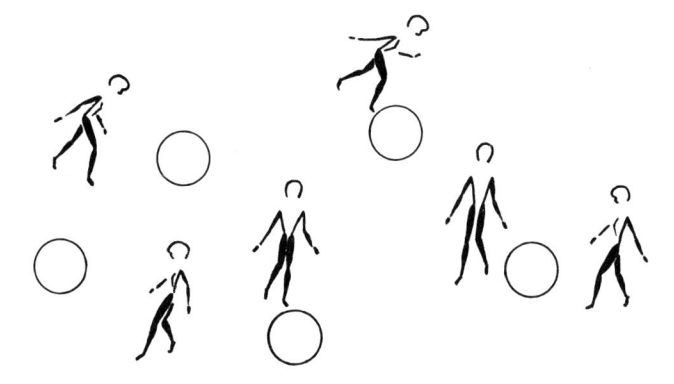

Die Spieler gehen oder laufen zu Musik in verschiedenen Richtungen frei im Raum. Beim Stoppen der Musik setzt sich jeder schnell auf einen Ball, wobei es einen Ball weniger als Spieler gibt. Wer keinen Ball erwischt scheidet aus. Jedesmal wird ein Ball weggenommen

217

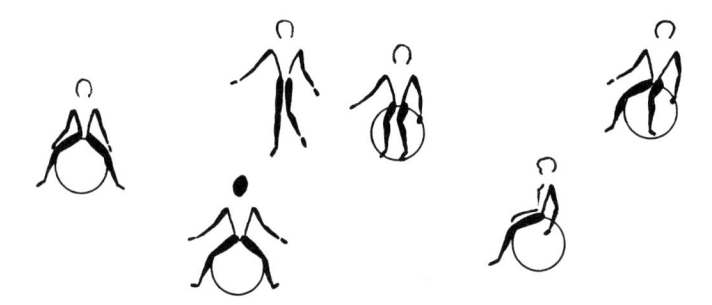

Zu Musik auf den Bällen hüpfen. Beim Stoppen der Musik schnell den Platz wechseln. Wer nicht gewechselt oder keinen freien Ball erreicht hat, muß „lauern"

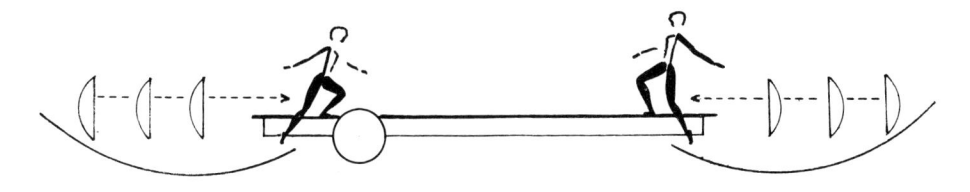

218

Die Spieler wechseln, während der Ball rollt

Kreis. Große Gruppe – gerade Spielerzahl

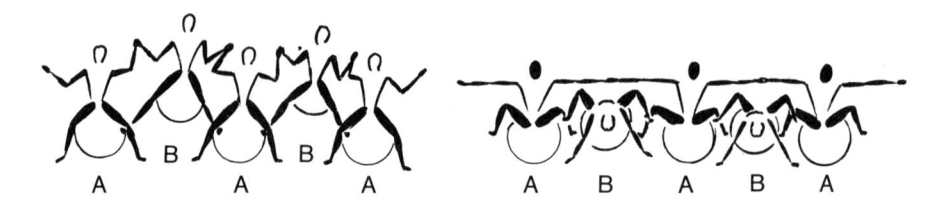

219

von innen bei der AS gesehen von außen bei der Übung gesehen

„A" halten „B" in stabilem Reitsitz. „B" (Füße eingehakt in den Kniekehlen der „A")
rollen auf dem Ball in die Rückenlage, Arme frei (pectoralis Dehnlage)
Zurück in die AS und Wechsel

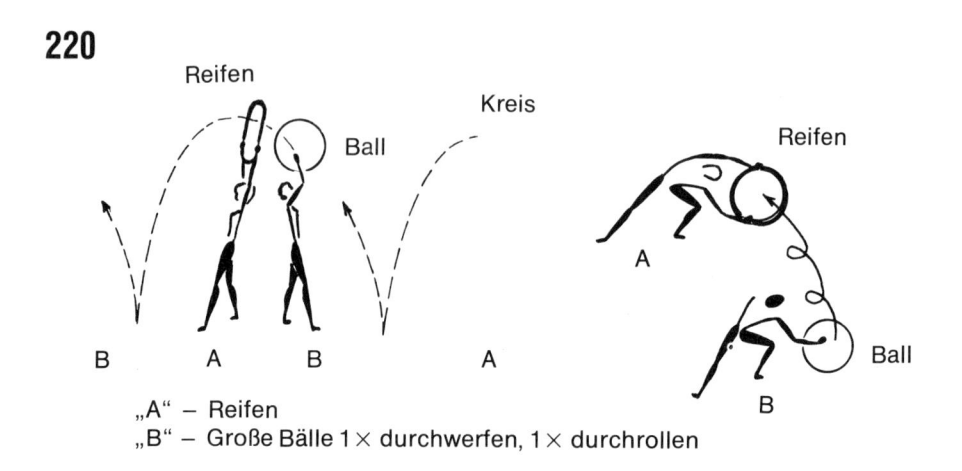

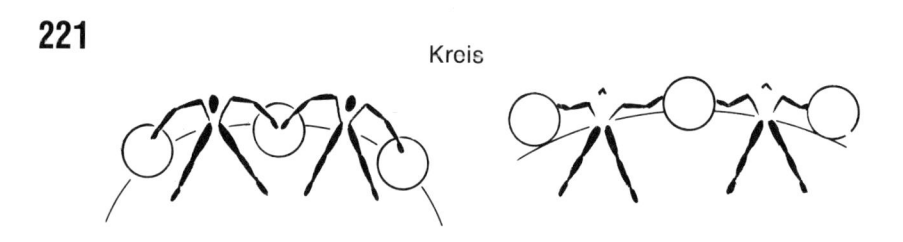

220

„A" – Reifen
„B" – Große Bälle 1× durchwerfen, 1× durchrollen

221

AS: Sitz – Hände auf den Bällen

Mit dem Rollen der Bälle kommen alle langsam in die Rückenlage und zurück in den Sitz

Wettspiele (Stafetten) mit dem Hüpfball

222

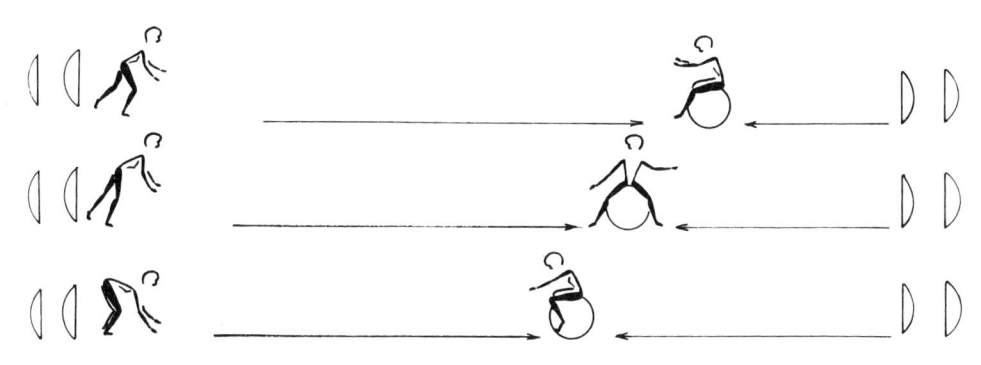

1. Mannschaft　　　　　　　　　　　　　　2. Mannschaft

Die 1. Mannschaft rollt die Bälle gegen die 2. Mannschaft: diese läuft ihnen entgegen und setzt sich auf die Bälle.
Alle Bälle sollen besetzt werden, bevor sie hinter die Linie rollen

223

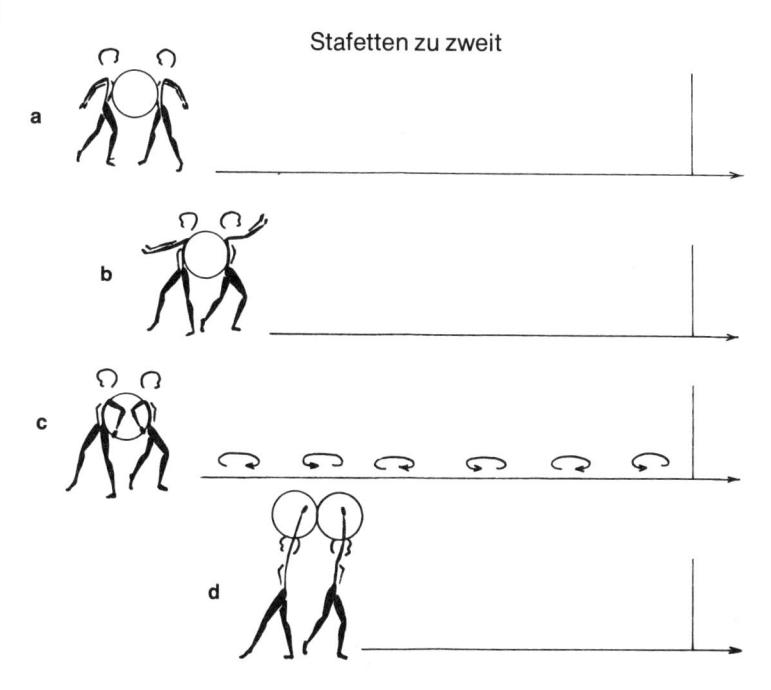

Stafetten zu zweit

Die Bälle müssen zusammenbleiben

224

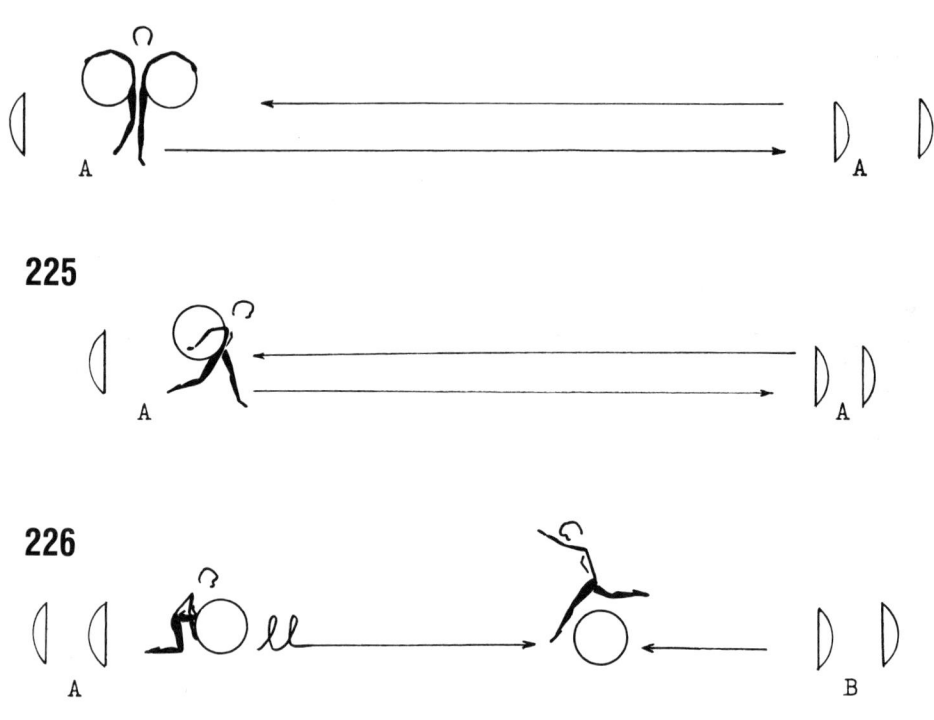

225

226

A-1 rollt, B-1 läuft entgegen, springt über den Ball und reiht sich hinter den letzten A ein. B-2 rollt, A-1 springt usw. (Weitsprung, Grätschsprung oder andere.)

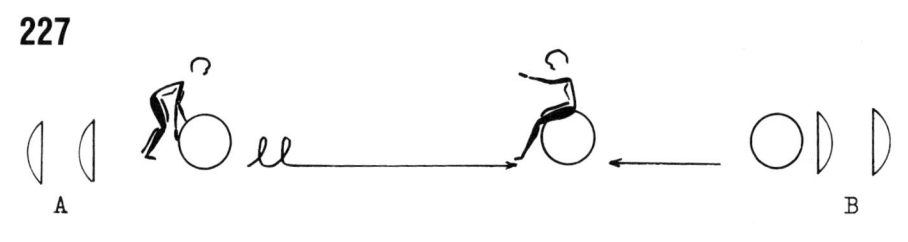

227

A-1 rollt, B-1 läuft entgegen, setzt sich auf den Hüpfball und hüpft hinter die Linie A. B-2 rollt, A-1 hüpft usw.

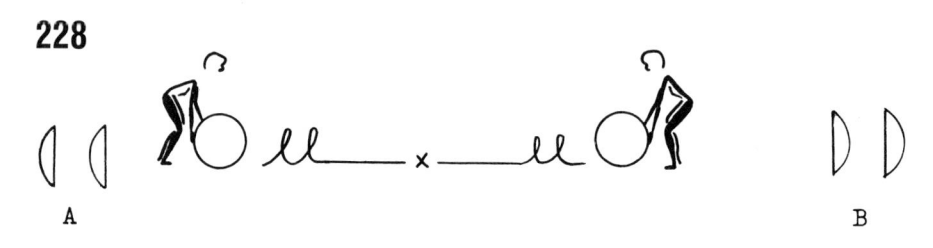

228

A-1 und B-1 rollen die Bälle so, daß sich diese in der Mitte der Rollbahn berühren. Wenn dies nicht gelingt, muß es wiederholt werden. A-2 und B-2 holen schnell die Bälle und rollen weiter

Spiel in drei Teilen

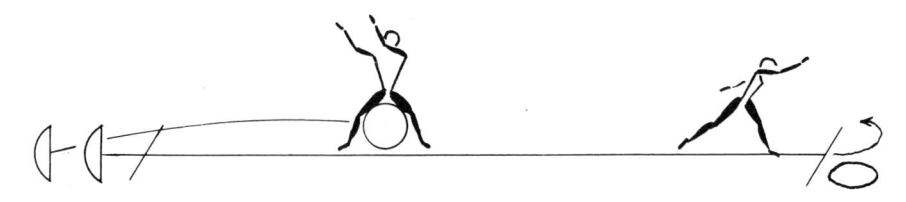

229

Die beiden ersten jeder Mannschaft starten. Einer läuft zum großen Ball in der Mitte der Bahn und setzt sich darauf. Der andere läuft hinter die Ziellinie. Beide bereiten sich zum Fangen vor

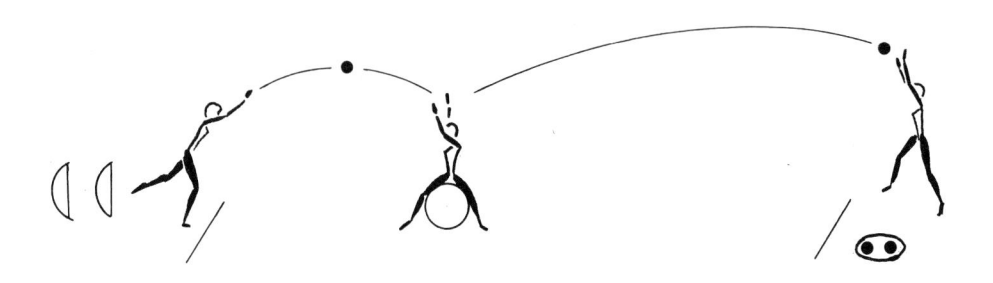

Jeder in der Reihe hat einen Gymnastikball (oder ein zusammengeknotetes Tuch) und wirft ihn dem Sitzenden zu. Nachdem ihn dieser sitzend gefangen hat, wirft er den Ball dem Spieler hinter der Ziellinie zu. Dieser legt nur gefangene Bälle oder Tücher in einen Reifen

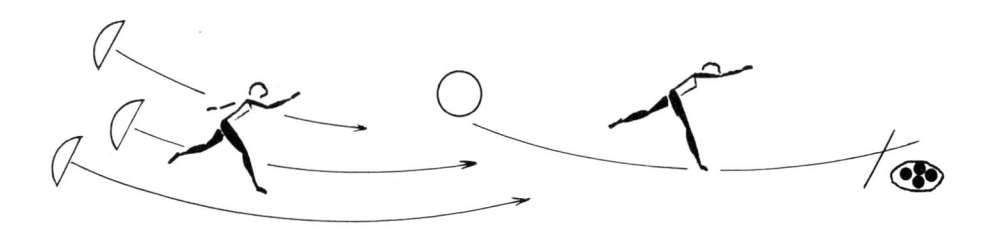

Nachdem der letzte geworfen hat, laufen alle ins Ziel. Nur die im Reifen liegenden Bälle zählen

Rückweg: Ball rollen und nachlaufen

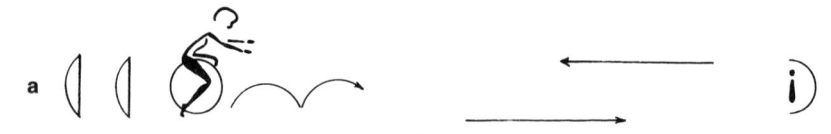

230

Variante: Die Mannschaften A und B stellen sich gegenüber auf. Der erste der Mannschaft A springt bis zur Linie B, der erste der Mannschaft B hüpft zurück zu der Linie A usw., bis alle den Platz gewechselt haben

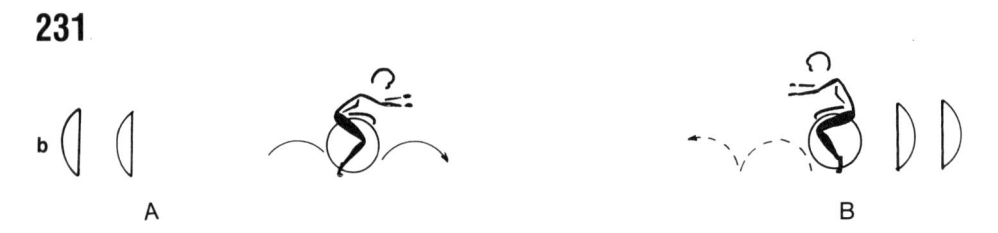

231

A   B

Die Hüpfbälle rollen zwischen den Matten, auf welchen die Spieler knien. Sie helfen die Bälle vorwärts, sowie die bereits überrollten Bälle zurück zu rollen. (Das Aneinanderstoßen der Bälle stoppt das Rollen.)

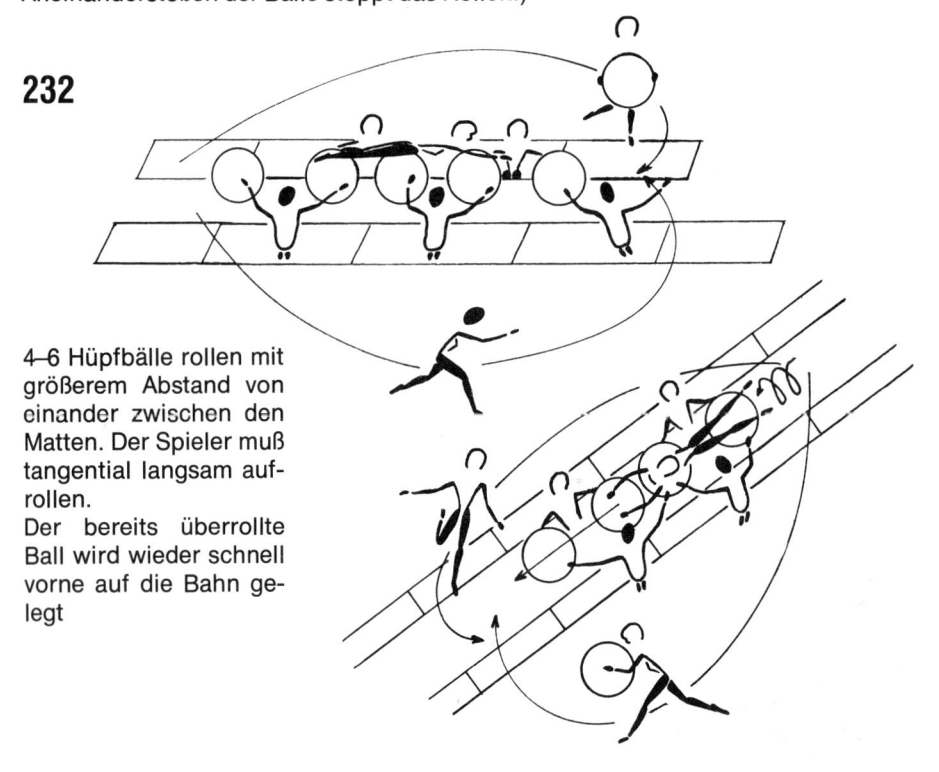

232

4–6 Hüpfbälle rollen mit größerem Abstand von einander zwischen den Matten. Der Spieler muß tangential langsam aufrollen.
Der bereits überrollte Ball wird wieder schnell vorne auf die Bahn gelegt

3 Personen und 3 Hüpfbälle

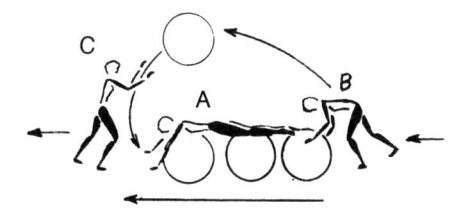

233

A rollt langsam vorwärts
B wirft die bereits überrollten Bälle dem C zu
C läuft rückwärts und legt die Bälle wieder in die Rollbahn

234

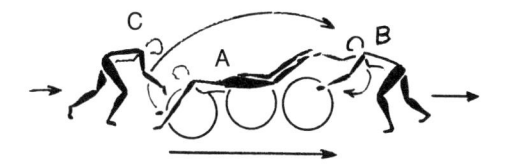

Das gleiche rückwärts

Bei diesem Spiel muß man darauf achten, daß die großen Bälle einen Abstand von ca. 30 cm voneinander haben damit sie rollen können. Falls diese aufeinander gedrückt werden, wird das Rollen unmöglich

235

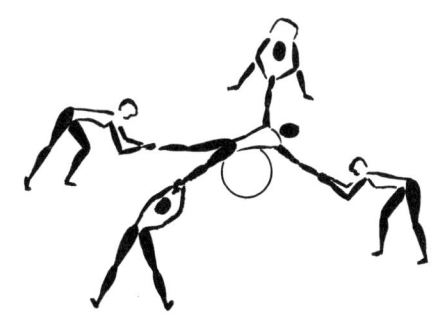

4 Partner fassen je eine Extremität des Mittleren, der auf dem Hüpfball auf dem Bauch oder Rücken liegt und bringen diesen gemeinsam zum kreisen

Spiele mit dem Hüpfball auf der Bank

Alle gehen vorwärts oder rückwärts über die Bank

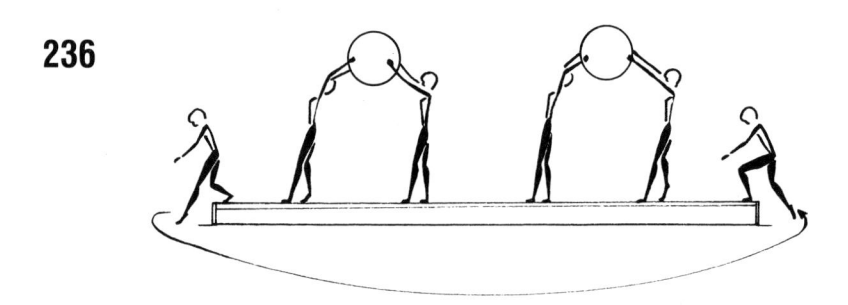

236

Nach dem Heruntersteigen schließt sich jeder wieder der Reihe an

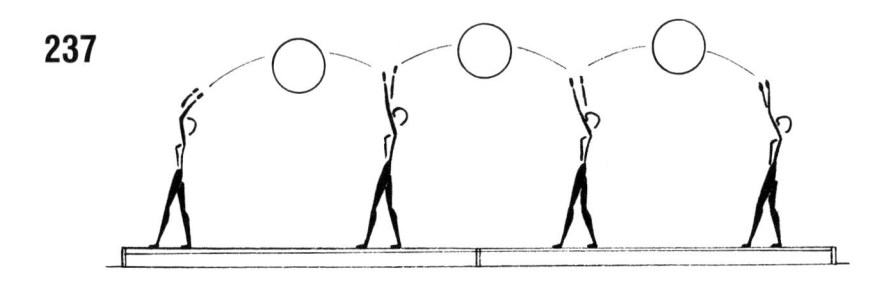

237

Nach Kommando werden die Bälle geworfen. Nach dem Fangen drehen sich alle um und warten das neue Kommando ab

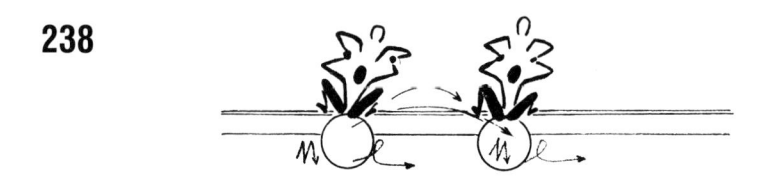

238

Zwei Spieler sitzen gegenüber im Reitsitz auf den Bällen; die Füße werden auf der Kante der Bank aufgestützt, die Hände gefaßt:
Sie hopsen 2×, stoßen dan die Bälle mit dem Gesäß in die gleiche Richtung weg, hüpfen ihnen nach, indem die Füße ein wenig weiter in der Ballrichtung aufgeslützt werden, und landen mit dem Gesäß wieder auf dem gleichen Ball
Varianten:– große Hüpfbälle gleichzeitig in eine Richtung werfen.

239

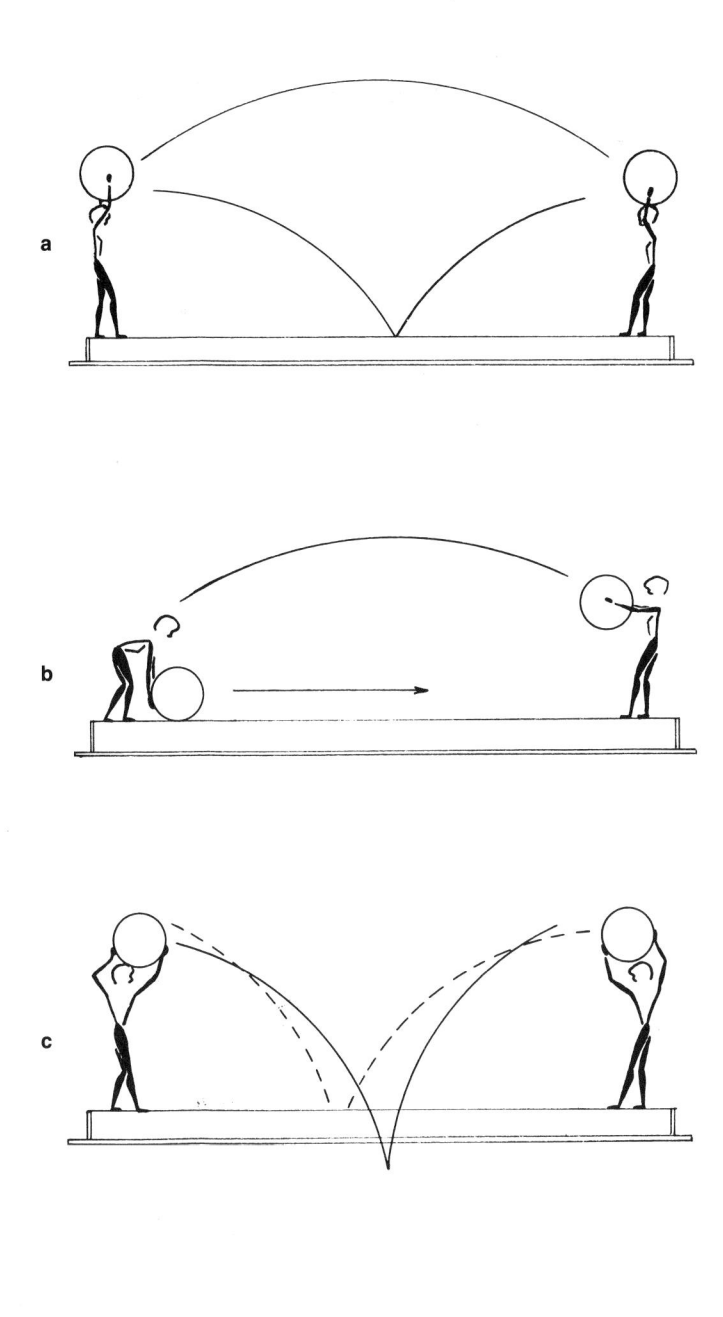

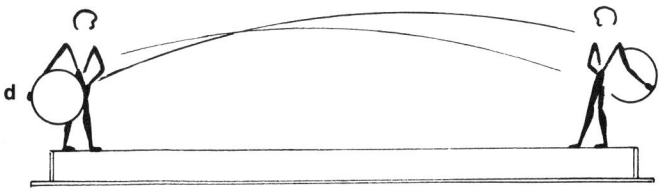

Alle diese Übungen werden zuerst auf der breiten Seite der Bank geübt. Beide Partner übergeben den Ball jeweils gleichzeitig

240

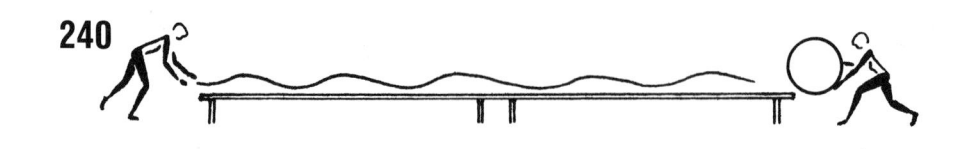

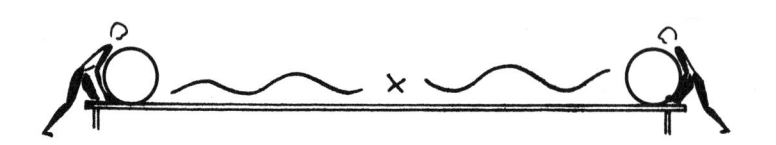

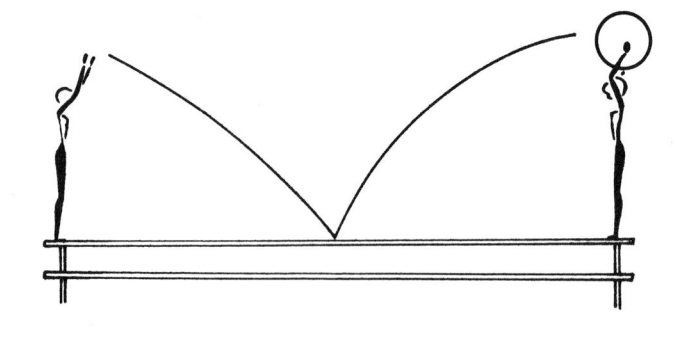

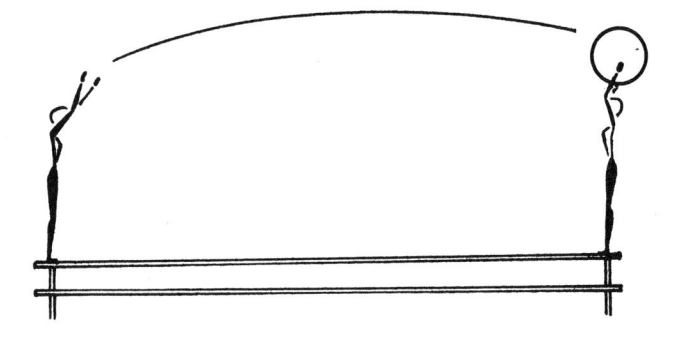

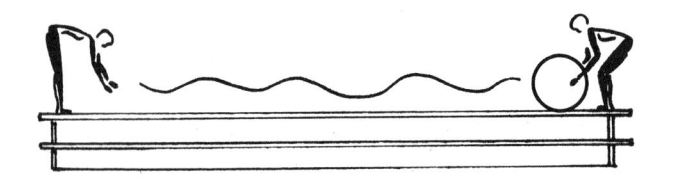

241

a

b

c

70

242

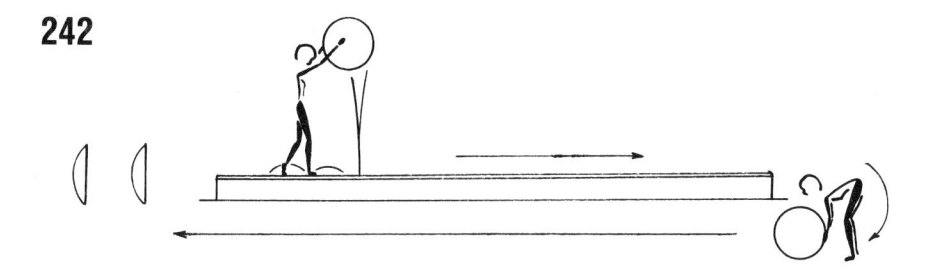

Alle Übungen zuerst auf der breiten Seite der Bank genügend trainieren

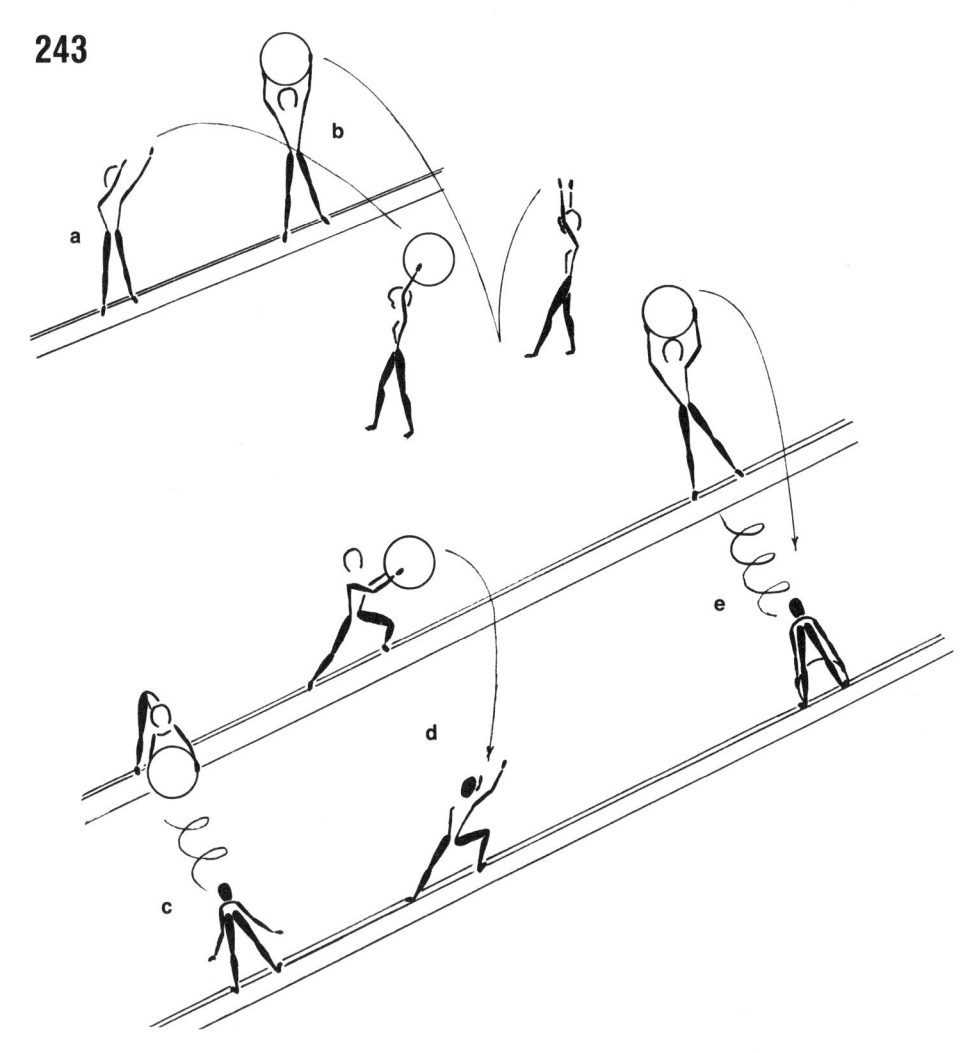

243

Weitere Spiele mit den Hüpfbällen findet der interessierte Leser in dem Büchlein „Gymnastik mit dem Hüpfball" von M. Kucera, erschienen im Gustav Fischer Verlag, Stuttgart

Spiele im begrenzten Feld

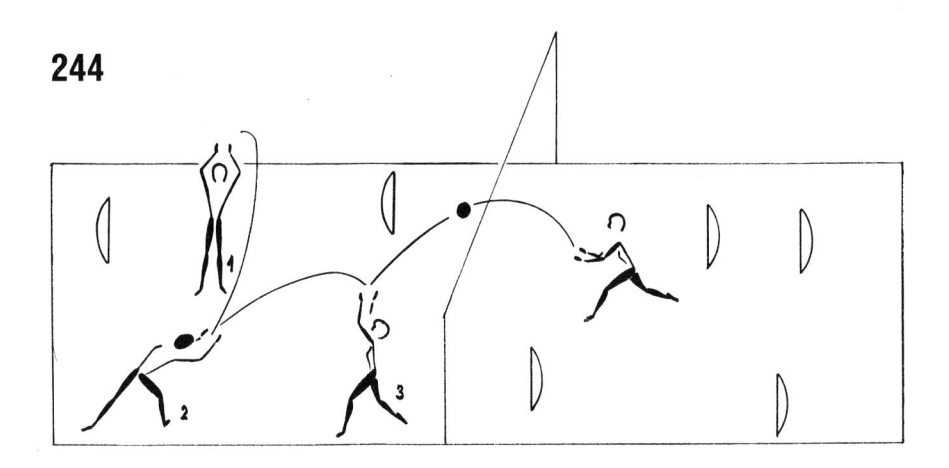

244

Der Ball muß zuerst zweimal zugespielt werden, bevor er über die Schnur geworfen wird. Er darf nicht auf den Boden fallen und soll auch nicht absichtlich hinter die Feldlinie geworfen werden. Die Fehler der einen Mannschaft bedeuten Pluspunkte für die andere.
Nach jedem Fehler einer Mannschaft beginnt der Gegner wieder neu

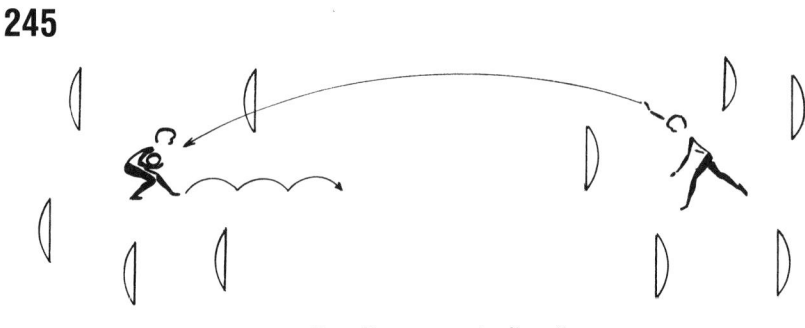

245

„Den Gegner vertreiben"

Zwei Mannschaften spielen auf einem Feld, bei dem nur die hinteren Linien festgelegt sind. Der Anfangsabstand zwischen den Mannschaften beträgt ca 6 m. Der Ball wird geworfen (evtl. gerollt). Wenn er aus der Luft gefangen wird, darf der Fänger 3 große Schritte vorwärts machen und von dort aus zurück werfen. Falls der Ball nicht gefangen wird, muß die Mannschaft hinter die Stelle laufen, wo er gestoppt oder geholt wird. Ein kurzer Wurf ist also ein Vorteil für die Gegner. Die Übergabe eines gefangenen oder gestoppten Balles ist nicht erlaubt, da sonst immer nur die Stärksten spielen würden

246

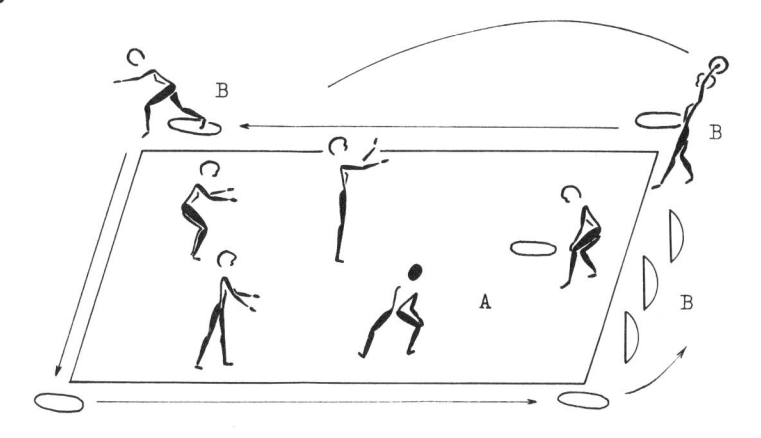

Eine Mannschaft (A) ist im Feld aufgestellt, wobei ein Spieler vor dem Reifen steht. Die andere (B) läuft außenherum und zwar nach folgenden Regeln: Sie wartet am Start hinter dem Reifenhüter. Der erste wirft den Ball so weit als möglich ins Feld, wo ihn die A-Spieler schnell fangen und in den Reifen zurückspielen. So lange der Ball im Spiel ist kann der Werfer rennen, entlang der Feldlinie, von einem Reifen zum andern. Wenn der Ball beim Reifenhüter anlangt und dieser ihn in den Reifen legt, muß der Läufer entweder im Ziel oder in einem Reifen an der Ecke sein, sonst scheidet er aus.

Es kommt der zweite B an die Reihe zum Werfen, wobei dann auch der erste B weiter laufen kann, dann der dritte usw. Jeder B, der ums ganze Feld herumgelaufen ist, bedeutet einen Punkt.

Mannschaft A wechselt mit der Mannschaft B wenn entweder kein Werfer mehr am Start ist oder wenn die Spieler im Feld einen Läufer mit dem Ball getroffen haben. Nach dem Wechsel können die ausgeschiedenen Spieler wieder mitmachen

247

„Hockey" mit einem kleinen Ball, zusammengefalteten Tüchern und zwei Linienhütern

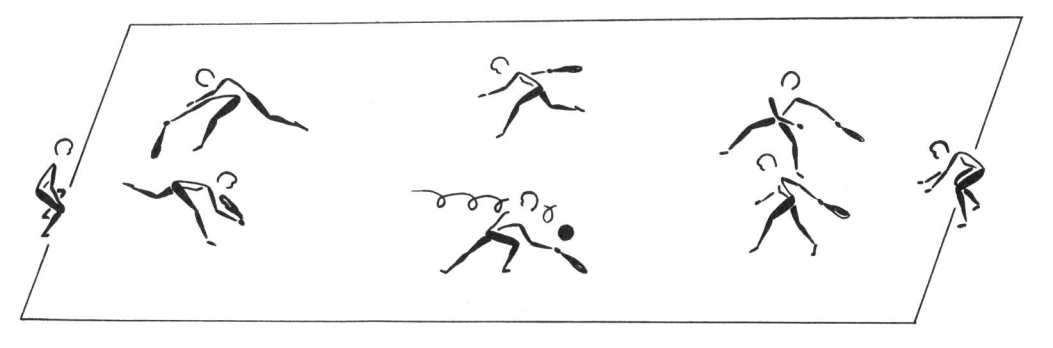

248 „Hockey" – mit einer kleinen Spielerzahl, ohne Torhüter

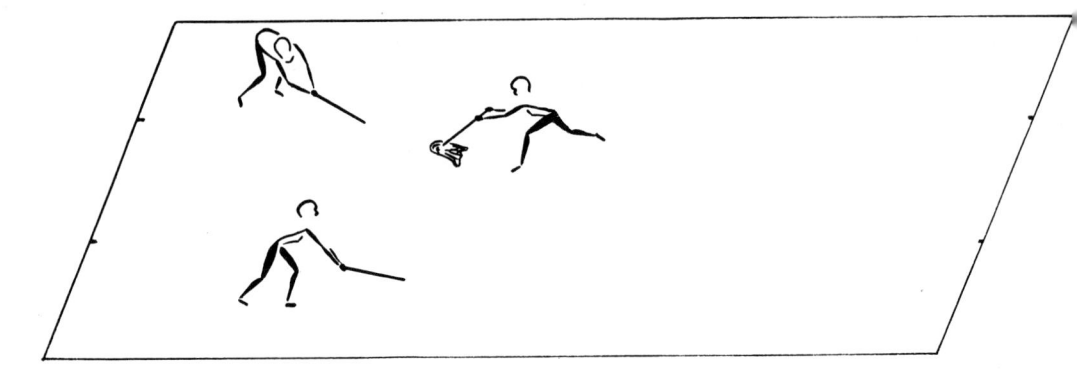

Der Stab darf nicht vom Boden abgehoben werden und es darf nur um das Tuch gekämpft werden. Wenn einer diese Verbote mißachtet, verliert die ganze Mannschaft

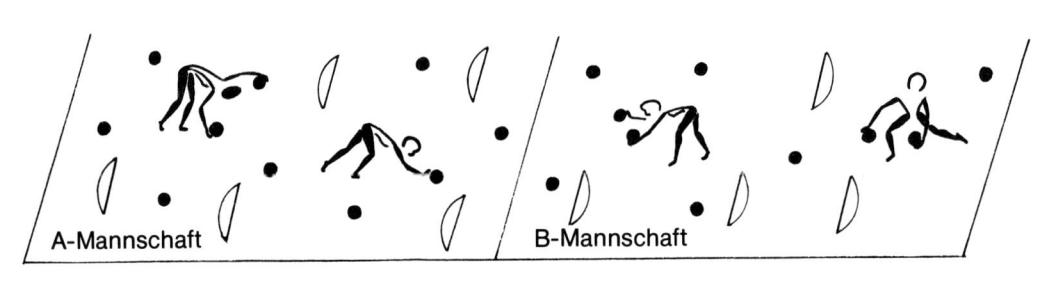

249

A-Mannschaft   B-Mannschaft

Jede Mannschaft hat gleich viel Bälle im Feld. Die Spieler bemühen sich, alle Bälle aus ihrem Feld wegzurollen. Es gewinnt diejenige Mannschaft, welche nach zwei Minuten Spielzeit weniger Bälle im Feld hat

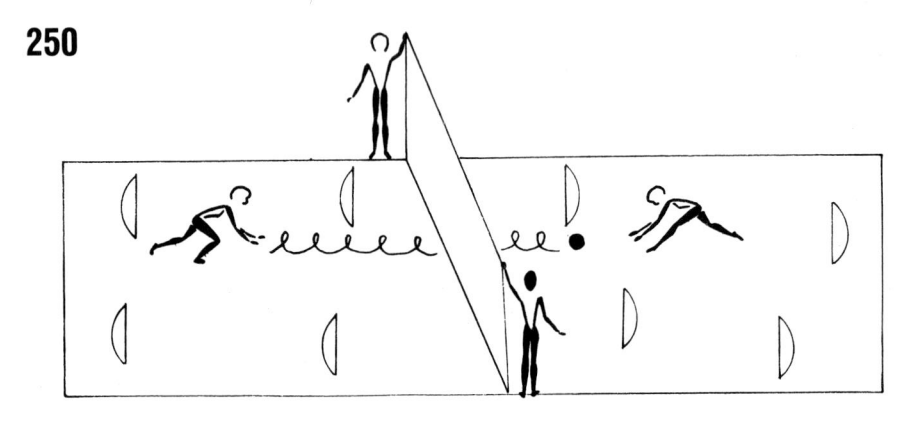

250

Den Ball unter dem Tuch durchrollen. Er darf nicht aus dem Feld wegrollen

251

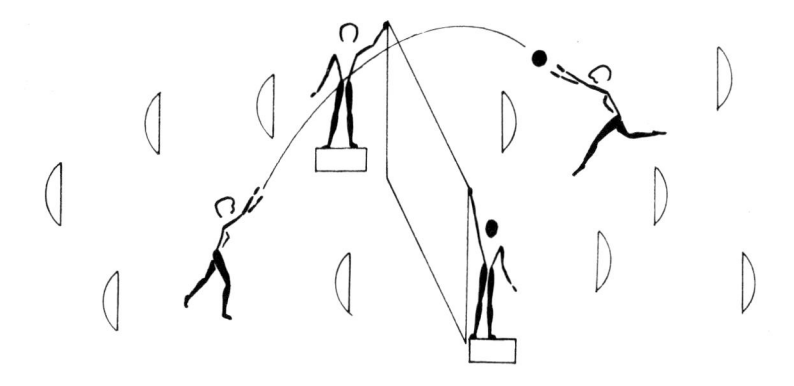

Zwei Spieler halten ein großen Leintuch so hoch, daß man nicht sehen kann, wo der Ball geworfen wird. Das gleiche Spiel kann man mit mehreren kleinen Tüchern (geknotet) ausführen

252

„Raubvogel und Hähnchen"

Die Spieler bilden eine dicht geschlossene Kette, Hände auf der Taille des Vordermannes. Der erste ist die Henne, der letzte das Hähnchen. Die Henne verteidigt das Hähnchen.
Die ganze Reihe bewegt sich hinter der Henne

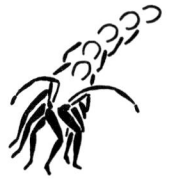

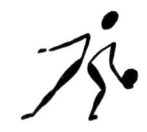

Der Raubvogel darf nur mit Rollen des Balles auf die Füße des Hähnchens zielen

Fangspiele

253

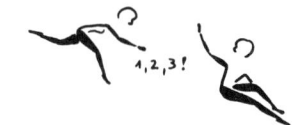

Der Gejagte kann sich mit Hinsetzen retten, jedoch muß er wieder aufstehen, bevor der Jäger auf drei gezählt hat.
(Andere Rettungspositionen bestimmen)

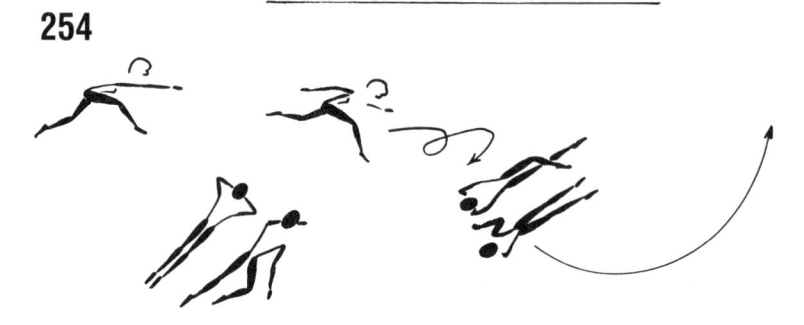

254

„Der Äußere läuft"

Je zwei Spieler liegen frei verteilt nebeneinander auf dem Bauch. Wenn sich der Gejagte als dritter daneben legt, wird der äußerste sofort weitergejagt; muß also schnell weglaufen.
Viel interessanter ist dieses Spiel, wenn jedesmal mit dem Aufstehen des äußersten die Rollen des Jägers und des Gejagten wechseln. Es geht jetzt nicht um langes Rennen, sondern um schnelles Wechseln. Wenn aber einer unterwegs gefangen wird, geht es wie üblich weiter

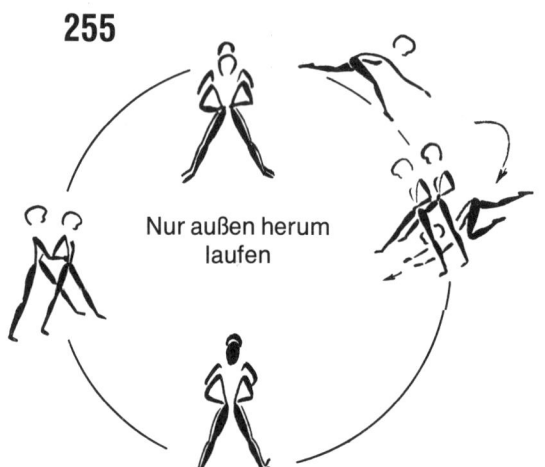

255

Nur außen herum laufen

„Der Hintere läuft"

Der Gejagte rettet sich, wenn er unter den Beinen hindurch in den Kreis kriecht. Der dritte (bzw. der zweite bei kleiner Spielerzahl) wird sofort zum Jäger und der bisherige Jäger zum Gejagten. Der Jäger soll also sofort abbremsen, wenn der Gejagte die Absicht zeigt irgendwo durch die Beine zu kriechen.
Es ist ratsam die Kriechkappen anzuziehen.

Langes Herumrennen macht das Spiel langweilig

Statt unten durchzukriechen kann sich der Gejagte auch direkt vor die Paare stellen.

Wenn ohne Rollenwechsel gespielt wird, darf der Gejagte nur 1 × umlaufen

256

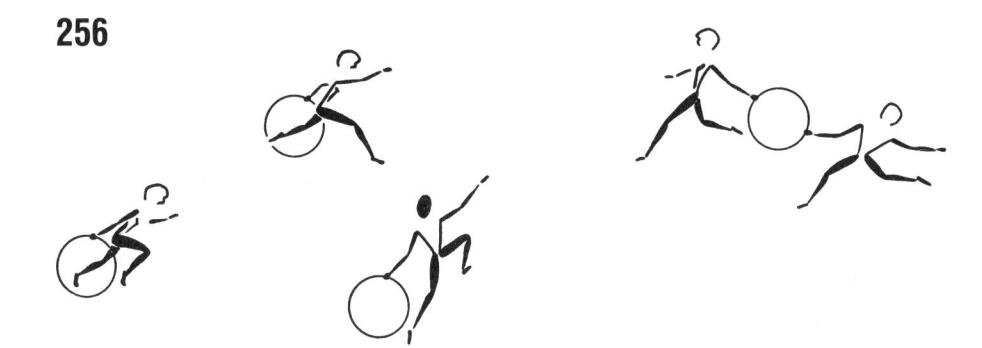

Alle Spieler laufen mit einem Reifen umher. Die ersten Fänger sind zwei mit einem Reifen. Der Gefangene fängt nachher mit ihnen zusammen. Wenn mehrere gefangen worden sind, bilden sie eine Kette

257

Falls die Spieler Angst vor den Reifen haben, können sie genauso mit Tüchern spielen

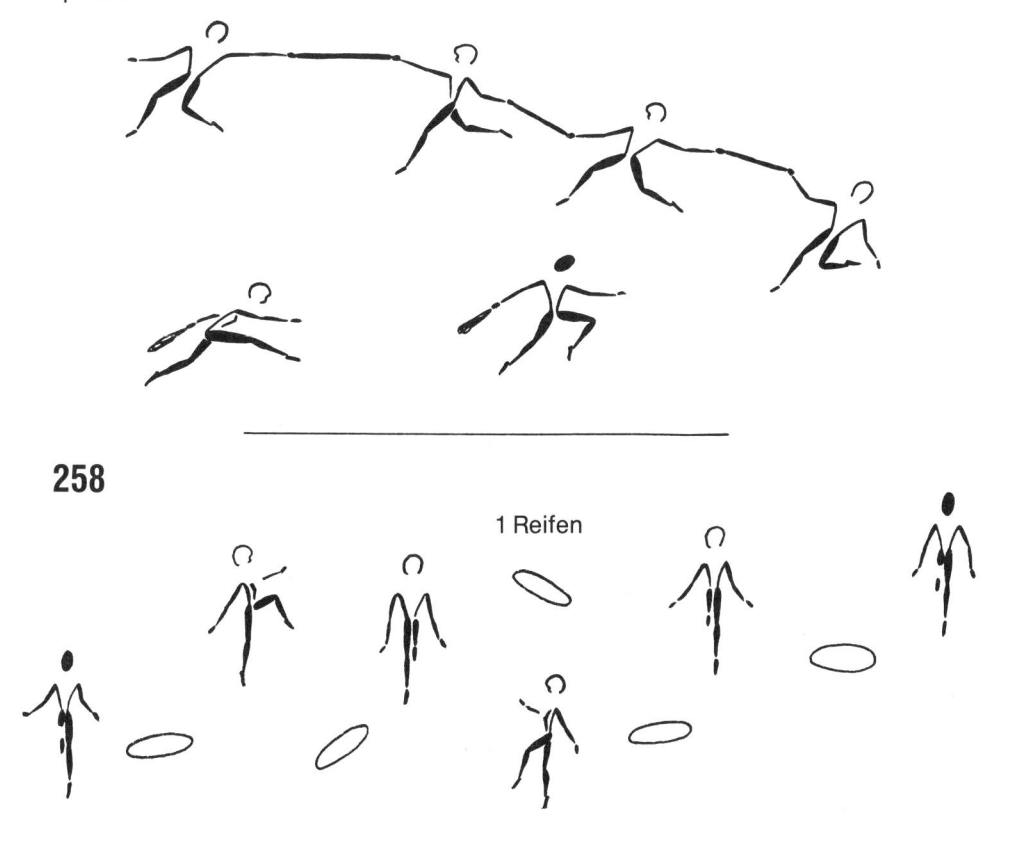

258

1 Reifen

Freies Hüpfen mit Musik. Beim Stoppen der Musik springt jeder in einen Reifen hinein. Wer keinen erwischt, scheidet aus und nimmt einen Reifen weg

Spiele mit verbundenen Augen

Führung eines „Blinden"

259

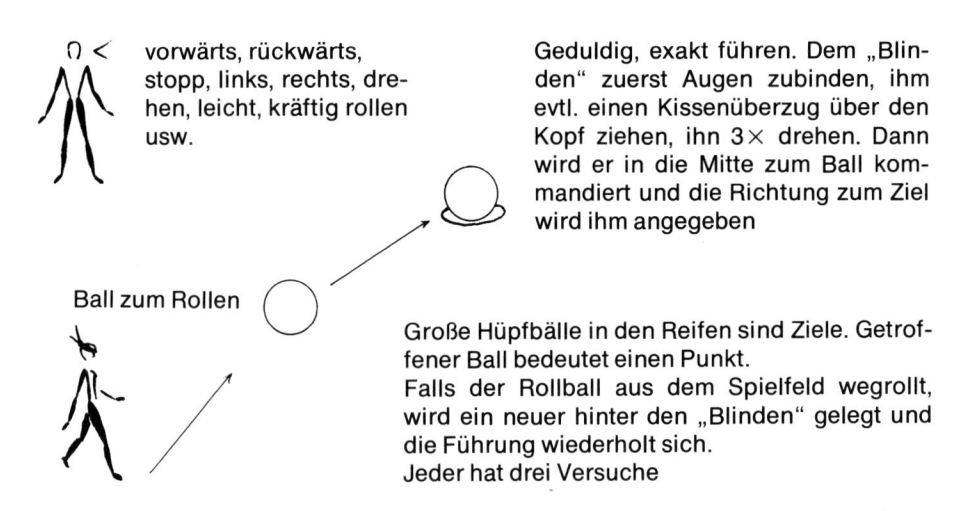

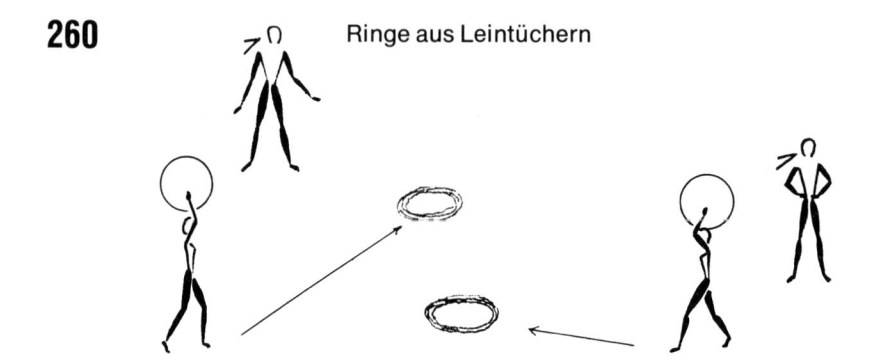

vorwärts, rückwärts, stopp, links, rechts, drehen, leicht, kräftig rollen usw.

Geduldig, exakt führen. Dem „Blinden" zuerst Augen zubinden, ihm evtl. einen Kissenüberzug über den Kopf ziehen, ihn 3× drehen. Dann wird er in die Mitte zum Ball kommandiert und die Richtung zum Ziel wird ihm angegeben

Ball zum Rollen

Große Hüpfbälle in den Reifen sind Ziele. Getroffener Ball bedeutet einen Punkt.
Falls der Rollball aus dem Spielfeld wegrollt, wird ein neuer hinter den „Blinden" gelegt und die Führung wiederholt sich.
Jeder hat drei Versuche

260 Ringe aus Leintüchern

Wer legt den Ball früher in den Leintuchring?

261

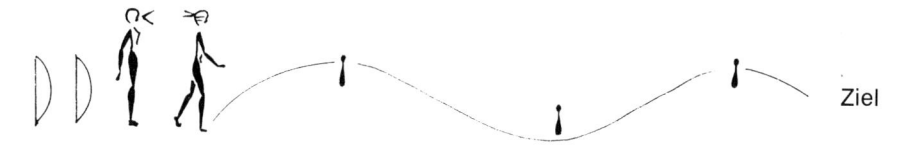

Der erste (Augen zugebunden) wird vom zweiten der Reihe slalomartig durch Richtungsanweisungen um 3 Keulen zum Ziel geführt. Dort nimmt er sein Tuch ab und schließt sich wieder seiner Mannschaft an. Der dritte bindet die Augen des zweiten zu, führt ihn wieder zum Ziel, usw.

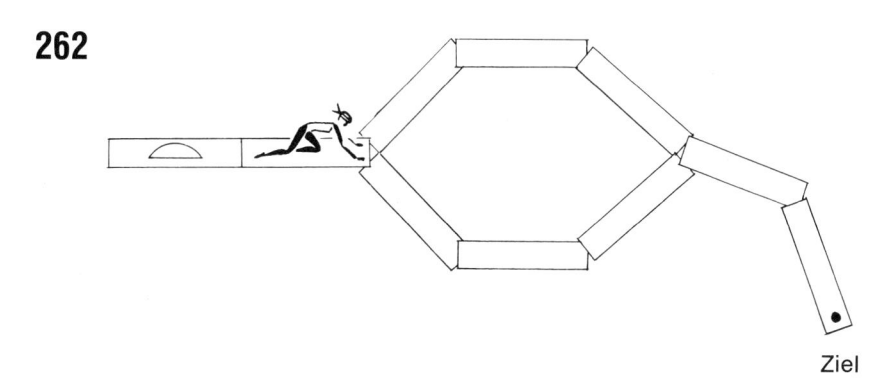

262

Eine Bahn aus Matten,
im Ziel liegt ein Ball.
Diese Bahn wird von einer Mannschaft in Abwesenheit der anderen gebaut. Im anderen Raum binden sich die Spieler ihre Augen zu und werden dann zu der ersten Matte geführt. Sie kriechen zum Ball „blind", wobei sie die Richtung durch das Tasten des Mattenrandes finden. Beim Wechsel wird die Bahn wieder neu gebaut

Übungen für Konzentration, Beobachtung und Selbstkontrolle

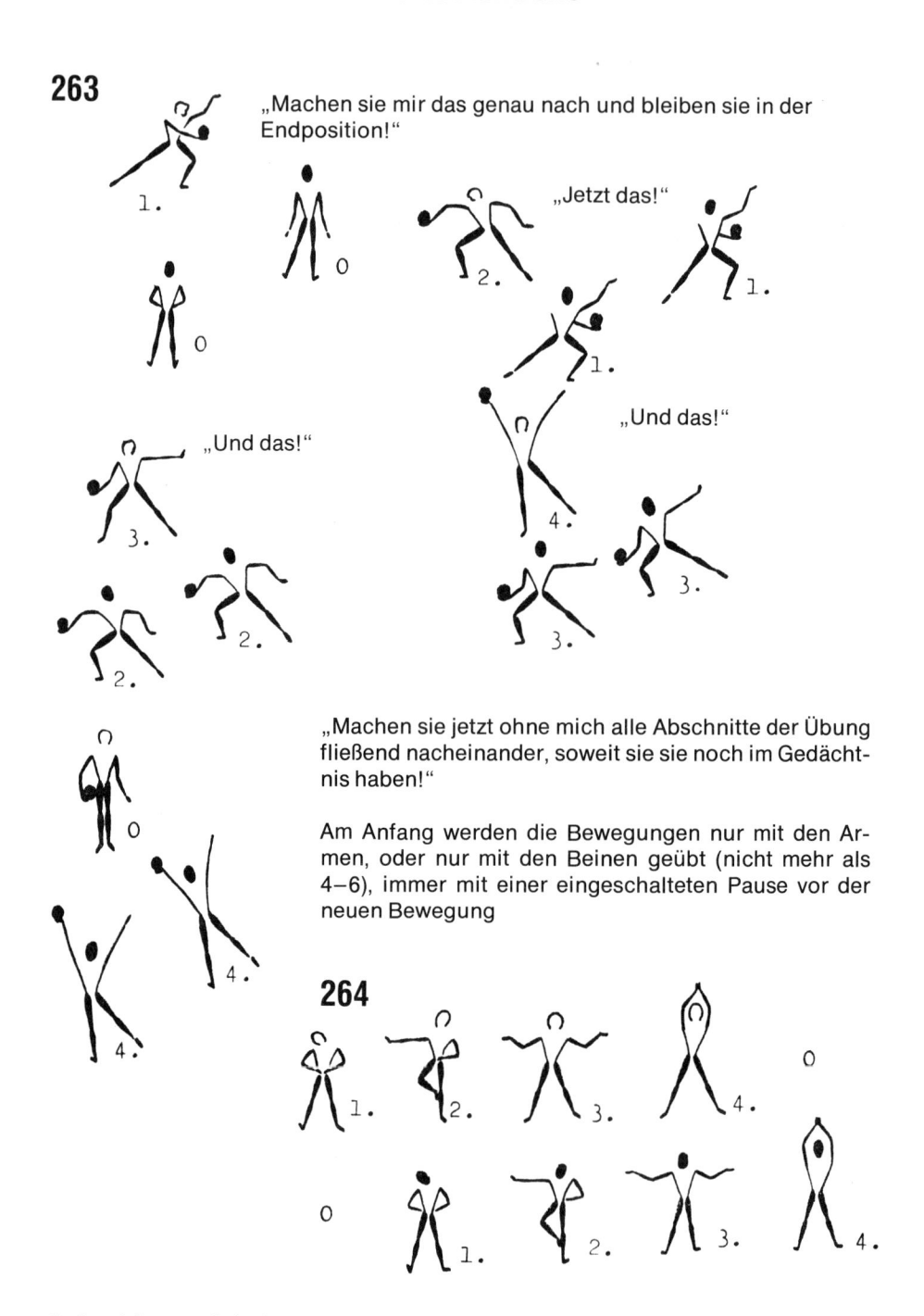

263 „Machen sie mir das genau nach und bleiben sie in der Endposition!"

„Jetzt das!"

„Und das!"

„Und das!"

„Machen sie jetzt ohne mich alle Abschnitte der Übung fließend nacheinander, soweit sie sie noch im Gedächtnis haben!"

Am Anfang werden die Bewegungen nur mit den Armen, oder nur mit den Beinen geübt (nicht mehr als 4–6), immer mit einer eingeschalteten Pause vor der neuen Bewegung

264

Später können einfache Bewegungen so reproduziert werden, daß, während dem die erste nachgemacht wird, schon die nächste gezeigt wird

265

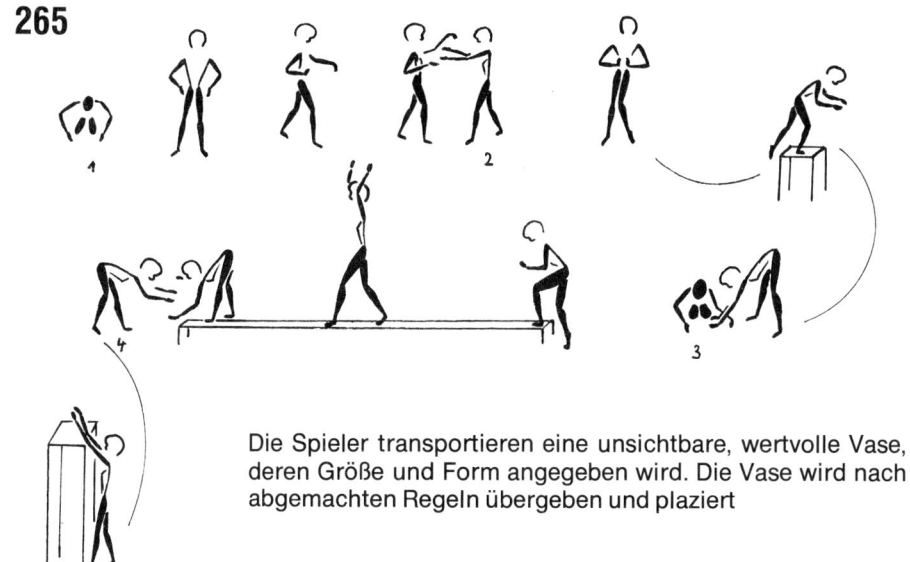

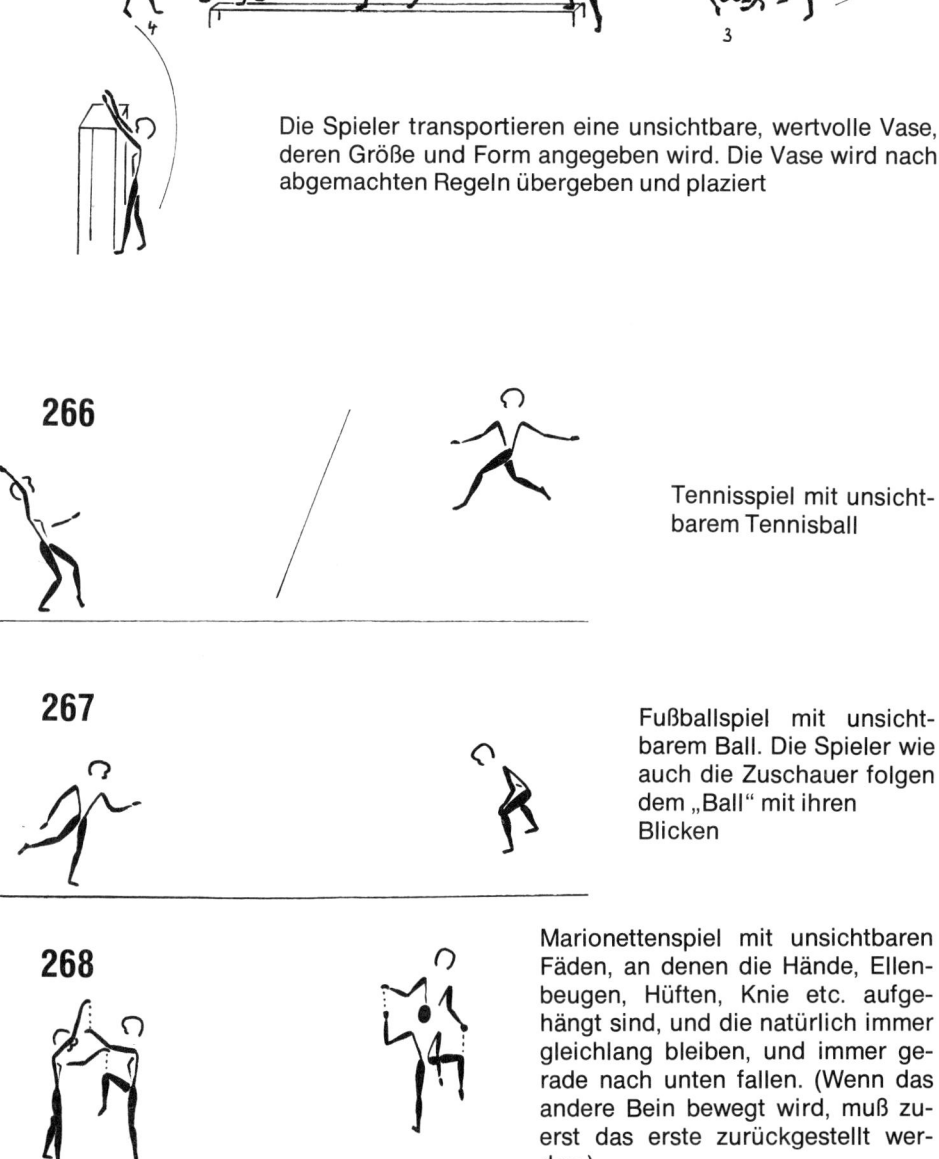

Die Spieler transportieren eine unsichtbare, wertvolle Vase, deren Größe und Form angegeben wird. Die Vase wird nach abgemachten Regeln übergeben und plaziert

266

Tennisspiel mit unsichtbarem Tennisball

267

Fußballspiel mit unsichtbarem Ball. Die Spieler wie auch die Zuschauer folgen dem „Ball" mit ihren Blicken

268

Marionettenspiel mit unsichtbaren Fäden, an denen die Hände, Ellenbeugen, Hüften, Knie etc. aufgehängt sind, und die natürlich immer gleichlang bleiben, und immer gerade nach unten fallen. (Wenn das andere Bein bewegt wird, muß zuerst das erste zurückgestellt werden.)

269

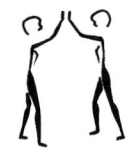

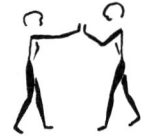

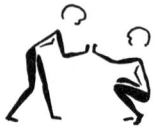

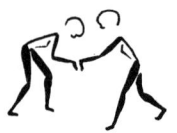

Der eine Partner wird vom andern durch den Raum, eventuell über Hindernisse geführt.
Am Anfang beträgt der Abstand zwischen den Händen 15 cm, später noch 5 cm und schlußendlich berühren sie sich leicht mit der ganzen Fläche.

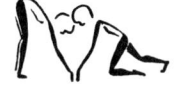

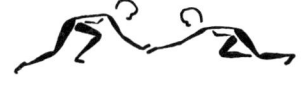

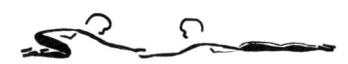

Die Partner bewegen sich langsam und fließend und stellen eine harmonische Einheit dar, wobei die Hände proniert, supiniert, dorsal- oder palmarflektiert werden können

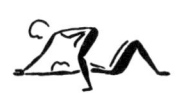

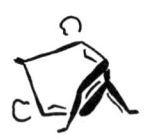

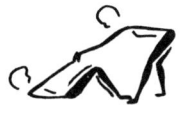

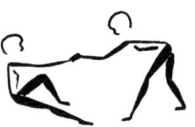

Die führende Hand nähert und entfernt sich langsam und deutlich, so daß sich der Geführte gut anpassen kann

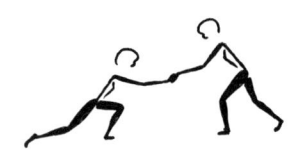

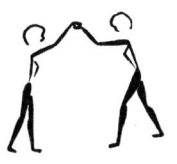

Andere ähnliche Spielideen

- Ein Spieler versucht eine allgemein bekannte Situation oder Tätigkeit aus dem Alltag darzustellen.
  Sobald seine Mitspieler sie erkennen, hört er auf und der nächste entwickelt sie weiter.

- Ein Spieler schlägt ein Thema vor, z. B.
  Die Fahrt im überfüllten Bus an den Arbeitsplatz.
  Die Schulreise auf einen Berg an einem heißen Tag.
  Langes Warten auf die Freundin mit einem Blumenstrauß im Regen mit Regenschirm.

Die Situationen werden deutlich gespielt und die Gegenstände klar dargestellt.
Die Spieler wechseln oft, so daß alle mitmachen können.
Der Therapeut mischt sich möglichst wenig ein, er überläßt die Entwicklung der kleinen Geschichte den Spielern. Auf jeden Fall spielt er aber mit und versucht mit seinem „Auftritt" der Entwicklung die positive Richtung zu geben.

Rhythmisches Spielen

Beim „Rhythmischen Spielen" versuchen wir, durch klatschen, stampfen, klopfen, gehen oder andere einfache Bewegungen, verschiedene Rhythmen auszudrücken. Dies setzt allerdings voraus, daß der Gruppenleiter selber über eine gewisse musikalische Begabung, wenn möglich auch Schulung, verfügt.
Wenn im folgenden die verschiedenen rhythmischen Abläufe nur unter Zuhilfenahme der Notenschrift dargestellt werden können, soll das nicht heißen, daß wir den Patienten Musikunterricht erteilen sollen. Zwar muß der Gruppenleiter die vorgeschlagenen einfachen Beispiele lesen und nachvollziehen können, für den Patienten aber ist wichtig, daß er die Rhythmen „erlebt". Also: Keine langen theoretischen Erläuterungen über Notenwerte usw., sondern – vormachen, zuhören, mitzählen, nachmachen.
Eine wertvolle Hilfe zum Verständnis von rhythmischen Abläufen kann das Mitsprechen von Worten oder einfachen Sätzen, oder das Mitsingen von Liedern, Kinderreimen usw. sein. Entscheidend ist, daß beim rhythmischen Spielen der ganze Mensch in das Geschehen einbezogen wird. Nur durch konzentriertes und trotzdem spielerisches Üben läßt sich mit der Zeit eine Unbefangenheit erzielen, die therapeutisch von großem Wert sein kann.
Man hüte sich aber davor, stundenlang zu „pauken". Die Patienten ermüden nämlich relativ rasch und die Konzentration läßt nach. Hier spielt natürlich die jeweilige Zusammensetzung der Gruppe eine große Rolle. Dieses Problem begleitet jedoch die gesamte Gruppenbehandlung in der Psychiatrie.

Anfangsübungen

Zunächst teilen wir unsere Gruppe in mehrere kleine Untergruppen von 2–4 „Musikanten" auf. Der Gruppenleiter teilt nun jeder Untergruppe einen gewissen „Ton" zu: Händeklatschen, auf Boden, Stuhl, Wand oder Oberschenkel schlagen, aufstampfen usw. Jedes Geräusch wird mit einem anderen Rhythmus verbunden.

Beispiel:

1. Gruppe – Händeklatschen: ♩ ♩ ♩ ♩ | ♩ ♩ ♩ ♩ |

2. Gruppe – auf Stuhl schlagen: 𝅗𝅥 | 𝅗𝅥 |

3. Gruppe – auf Oberschenkel schlagen: ♫ ♫ ♫ ♫ | ♫ ♫ ♫ ♫ |

4. Gruppe – auf Boden stampfen: 𝅝 | 𝅝 |

Nachdem sich die Untergruppen eingespielt haben kann der „Dirigent" durch Zeichengeben verschiedene Variationen einbeziehen: Laut, leise, aussetzen und wieder einsetzen von Untergruppen. Das Ganze soll schließlich wie ein kleines Orchester funktionieren.

Wenn unsere Musikanten mit Routine spielen, beginnen wir etwas schwierigere Rhythmen zu erlernen und auf verschiedene Arten zu üben. Der Dirigent spielt einige einfache Rhythmen vor (er klopft auf das Tamburin), wobei jede unserer vier Gruppen die in der Anfangsübung zugeteilten Notenwerte spielen soll.

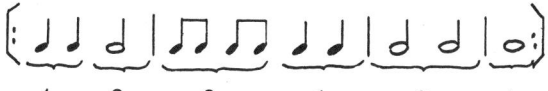

Beispiel:

[notation: ♩ ♩ ♩ | ♫ ♫ ♩ ♩ | ♩ ♩ | 𝅝]

Gruppen: 1. 2. 3.   1. 2.   4.

oder etwas komplizierter:

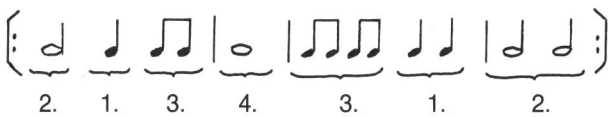

[notation: ♩ ♩ ♫ | 𝅝 | ♫ ♫ ♩ ♩ | ♩ ♩]

Gruppen: 2. 1. 3.   4.   3. 1.   2.

usw.

Fortgeschrittene Übungen:

Wir fassen nun wieder alle Spieler in eine einzige Gruppe zusammen und stellen alle auf dem Hocker im Kreis auf.
Eine einfache Folge von Rhythmen wird vorgespielt.

Beispiel:

[notation: ♩ ♩ ♩ | ♫ ♫ | ♬ | ♩]

oder

[notation: triplet ♫ ♩ ♩ | triplet ♫ ♩ ♩]

usw.

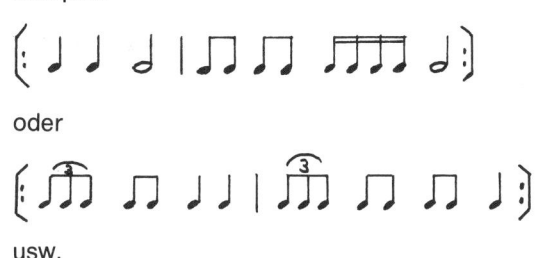

Zuerst klatschen alle den vorgegebenen Rhythmus nach. Anschließend stampft man den Rhythmus gleichzeitig mit den Füßen. Schließlich wird der Rhythmus nur durch Füßestampfen ausgedrückt. Als letztes übernehmen Hände und Füße den Rhythmus abwechslungsweise.
Es kann eventuell bei besonders begabten Spielern ein verschiedener Rhythmus für Hände und für Füße zugeteilt werden.

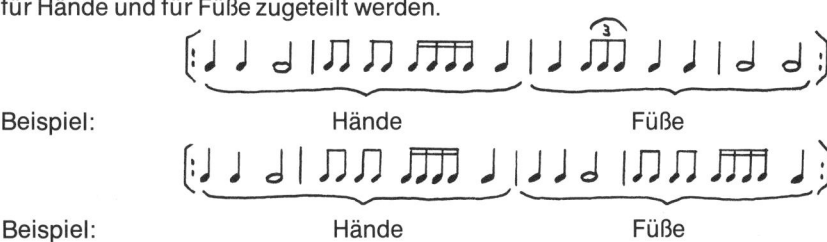

[notation]

Beispiel: Hände   Füße

[notation]

Beispiel: Hände   Füße

Wir stehen nun auf und versuchen die den Füßen zugeteilten Rhythmen durch Schritte zu ersetzen.
Erfahrungsgemäß bereitet vor allem das rhythmische Gehen Schwierigkeiten, wobei das Klatschen meistens mit guter Präzision gelingt. Das Gehen muß also länger und eventuell isoliert geübt werden.

Wir kommen nun wieder zurück auf unsere anfängliche Aufteilung in vier Untergruppen. Diese werden jetzt abwechslungsweise nach verschiedenen Rhythmen gehen.

Der Übungsaufbau ist wieder der gleiche. Jeder Untergruppe werden Notenwerte zugeteilt und das Gehen wird diesen Notenwerten angepaßt. Später wird in verschiedenem Tempo geübt.

Nachher wird ein einfacher Rhythmus vorgespielt (Tamburin) und die einzelnen Gruppen werden die zugeteilten Notenwerte nacheinander gehen.

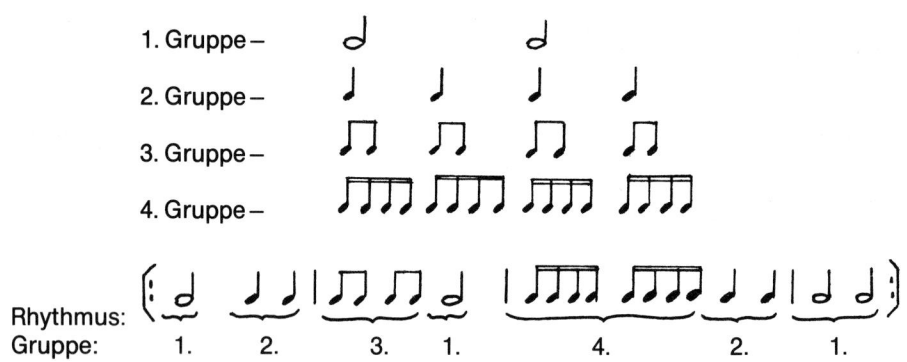

Beispiel: Zugeteilte Noten:

Nach einer gewissen Zeit wird die Notenzuteilung der verschiedenen Gruppen gewechselt. Dabei sollte der Rhythmus jedesmal etwas komplizierter werden.

Allmählich werden unsere Musikanten so weit sein, daß sie schon selber eigene Beispiele erfinden können. Jeder der sich meldet, spielt seinen Rhythmus auf dem Tamburin vor. Sein Vorschlag wird von allen mitgeklatscht und dann in Schritte übersetzt.

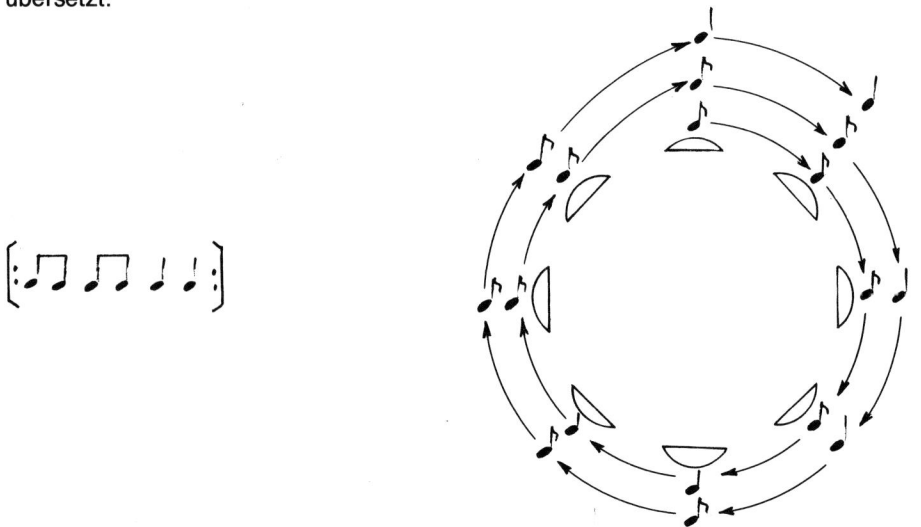

Eine weitere Möglichkeit der rhythmischen Spiele sieht folgendermaßen aus: Alle Teilnehmer sitzen im Kreis. Zuerst wird gemeinsam ein mittleres Tempo in Viertelnoten geklatscht.

Nach kurzer Zeit haben sich alle dem Tempo angepaßt und klatschen mit Präzision.
Jetzt übernimmt jeder nur einen einzelnen Schlag, wobei das Tempo beibehalten wird. Es wird also „im Kreis herum geklatscht".
Selbstverständlich können nun auch einfachere Rhythmen nach diesem Verfahren dargestellt werden.

Anstelle von Klatschen kann dasselbe Verfahren mit Schritten angewandt werden.

Es ist auch möglich, einzelne begabte Mitspieler irgendeine rhythmische Schrittfolge erfinden zu lassen, wobei die übrigen Teilnehmer den dargestellten Rhythmus herausfinden und schließlich mitklatschen sollen.

Es muß dem Erfindungsreichtum des Gruppenleiters überlassen bleiben die hier skizzierten Vorschläge durch eigene Variationen zu erweitern und der jeweiligen Zusammensetzung der Gruppe anzupassen.

Aus unserem Programm

Kucera · **Krankengymnastische Übungen**
3., bearbeitete Aufl., 1978. XIV, 334 S., 2192 Übungen auf 306 Bildtafeln, Ringheftung DM 24,—

Kucera · **Gymnastik mit dem Hüpfball**
2., erweiterte Aufl., 1978. 70 S., mit 270 Übungsbildern, kart. DM 9,80

Groves/Camaione · **Bewegungslehre in Krankengymnastik und Sport**
1977. XIV, 233 S., 65 Abb., Ringheftung DM 32,—

Günther/Kohlrausch/Teirich-Leube · **Krankengymnastik in der Frauenheilkunde**
1968. X, 174 S., 101 z. T. farb. Abb., 6 Taf., Ln. DM 29,—

Klinkmann-Eggers · **Grifftechnik in der krankengymnastischen Behandlung**
1977. VIII, 79 S., 88 Abb., Ringheftung DM 22,—

Kohlrausch · **Gymnastik für Manager**
2., erweiterte Aufl., 1969. IV, 37 S., 25 Abb., kart. DM 8,80

Kohlrausch/Schulz-Kohlrausch · **Rheuma-Gymnastik**
2., erweiterte Aufl., 1976. 80 S., 163 Abb., kart. DM 9,80

Kohlrausch/Teirich-Leube · **Hockergymnastik**
7. Aufl., 1977. VIII, 24 S., 64 Abb., kart. DM 7,80

Schulz-Kohlrausch · **Badewannengymnastik**
1976. X, 73 S., 38 Abb., Ringheftung DM 14,—

Teirich-Leube · **Bewegungsfibel für Krankengymnastik**
2. Aufl., 1975. 47 S., 21 Abb., Ringheftung DM 9,80

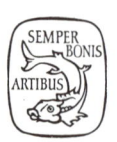

Gustav Fischer Verlag
Stuttgart · New York